TESTOSTERON

Den Testosteronspiegel Natürlich Erhöhen

Für Mehr Muskeln, Mehr Energie und Ihre Sexuelle Gesundheit

Vielen Dank für den Kauf dieses Buches. Möge es Ihnen nützliches Wissen vermitteln und Sie Ihrem gesundheitlichen Wohlbefinden und Erfolg einen Schritt näher bringen.

MAXIMILIAN MARTINEZ

INHALTSVERZEICHNIS

Kapitel 1 | Testosteron: Damit der Mann zum Mann wird

Salopp formuliert, stellt Testosteron sozusagen den Inbegriff von Männlichkeit überhaupt dar. Was auch immer „männliches" Handeln auszeichnet, wird auf der körperlichen Ebene vor allem über die Ausschüttung von Testosteron gesteuert. Etwas spezifischer formuliert, stellt Testosteron das wichtigste Steroidhormon des Mannes dar. Testosteron gehört zu den so genannten Androgenen, also den männlichen Hormonen, zu denen auch DHEA, DHT und andere Substanzen gezählt werden.

Die wichtigste Rolle spielt Testosteron natürlich bei allen organischen Vorgängen, die in irgendeiner Weise mit der männlichen Sexualität zu tun haben. Testosteron stimuliert das Wachstum von Penis und Hodensack, wirkt entscheidend auf die Spermaproduktion, kräftigt die Stimmbänder, sorgt für eine gute Wachstumsrate des Körpers- und Gesichtsbehaarung, beeinflusst die eher kräftige männliche Körpergestalt und den Aufbau von Muskelmasse. Testosteron sorgt dafür, dass Männer im Unterschied zu Frauen vom Ansatz her über niedrigere

Körperfettwerte, größere Muskelmasse und höhere Knochendichte verfügen. Kurzum: Testosteron machtaus dem Mann überhaupt erst einen Mann. Als Steroidhormon wird Testosteron in den Hoden und den Nebennieren produziert. Allerdings befindet sich Testosteron keineswegs im exklusiven Besitz des männlichen Körpers. Auch die weiblichen Eierstöcke schütten Testosteron aus, denn dieses Hormonen sorgt nicht nur für das „Mann sein“, sondern ganz allgemein auch für einen ausgeglichenen Spiegel an roten Blutkörperchen sowie - bei Mann und Frau gleichermaßen - für die Stabilität von Knochen und für einwandfrei funktionierende Gelenke.

Was die konkrete Wirkung angeht, lösen Testosteronmoleküle beispielsweise beim Andocken an die androgenen Rezeptoren im Muskelgewebe eine Proteinsynthese aus, die das Wachstum des Muskelgewebes stimuliert. In ähnlicher Weise verbindet sich Testosteron mit den Rezeptoren des Skelettes und forciert die Dichte sowie die Fähigkeit der Knochensubstanz, Mineralien aufzunehmen. Gerade weil Testosteron einen unmittelbaren Einfluss auf den Muskelaufbau ausübt, ist dieses Hormon nicht nur eine lebensnotwendige und für den Organismus unverzichtbare Substanz, sondern wird bekanntermaßen auch als Anabolikum zur Leistungssteigerung eingesetzt. Synthetisches Testosteron, das dem Körper von außen zugeführt wird, lässt Muskeln schneller sprießen und hat schon so manchem Spitzensportler überragende Erfolge eingebracht (wenngleich die auf diese Weise errungenen Siege auch immer wieder von den Dopingkommissionen einkassiert werden).

Vom 30. Lebensjahr an geht der männliche Testosteronspiegel kontinuierlich zurück. Andauernder Medikamentenkonsum oder der Kontakt mit Chemikalien können diesen Prozess beschleunigen. Die Wirkungen eines veränderten Testosteronspiegels sind leicht nachvollziehbar: Verringerter Haarwuchs, abnehmender Sexualtrieb, schlaffere Muskeln - und im Gegenzug immer mehr Fett. Parallel dazu steigt dann auch noch der männliche Östrogenspiegel (richtig: Auch der männliche Körper produziert Östrogen, aber eben nicht so viel wie der Körper einer Frau); Umweltschadstoffe oder östrogenähnliche Substanzen in Nahrungsmitteln lassen den Östrogenspiegel immer weiter anschwellen - und am Ende wird dann ohne konsequentes Körpertraining aus dem Sixpack womöglich eher so etwas wie ein kleiner Hängebusen.

Kapitel 2 | Warum ein gesunder Testosteronspiegel immens wichtig für Sie ist

Testosteron hat einige wichtige körperliche sowie geistige Einflüsse auf den Körper, die ihn gesund halten und auf die man nicht verzichten kann. Ein ausgeglichener Testosteronspiegel sorgt für eine höhere Lebensqualität. Muskeln und Knochen sind gestärkt, das Risiko für Osteoporose und Anämie ist so gering wie möglich, der Sexualtrieb ist gesund und Erektionsstörungen werden vermieden, Energie und Konzentrationsfähigkeit sind optimal. Testosteron regt die Proteinsynthese an; Muskeln regenerieren schneller und Zellen können sich nicht so schnell entzünden. Allerdings muss Ihnen auch klar sein, dass Testosteron alleine nicht zum Muskelaufbau führt. Sie werden auch mit einem guten und ausgeglichenen Hormonspiegel nicht darum herum kommen, Sport zu treiben.

Wohlbefinden hängt ganz eng mit einem ausgeglichenen Hormonhaushalt zusammen. Diesen erreicht man am besten durch ausreichend Schlaf und gesunde Ernährung. Zu wenig Testosteron im Körper kann dagegen zu Krankheiten wie Osteoporose oder Alzheimer führen oder den Körper zumindest für diese anfälliger machen. Der Körper lagert ungesunde Fette ein und man fühlt sich schlapp und unausgeglichen. Die allgemeine Lebensqualität wird dadurch stark beeinträchtigt. Man fühlt sich auch nicht motiviert, sich zu bewegen oder gar Sport zu treiben. Dies führt dann wieder dazu, dass sich Muskelmasse abbaut und sich Fettzellen aufbauen.

Dies ist ein natürlicher Kreislauf: wenn Sie sich viel bewegen und ein gesundes Körpergewicht und einen gesunden Anteil Körperfett haben, so haben Sie auch mehr Testosteron im Körper. Und dieses Testosteron sorgt dann wieder dafür, dass Sie auch aktiv bleiben möchten. Es versorgt Sie mit natürlicher körperlicher und geistiger Energie. Je älter man wird, desto poröser werden die Knochen. Sie sollten also darauf achten, dass Sie genügend Testosteron im Blut behalten, um Knochenerkrankungen und Gebrechlichkeit vorzubeugen, vor allem wenn Sie die 30 überschritten haben.

Genügend Testosteron sorgt nicht nur für einen gesunden Sexualtrieb, sondern auch dafür, dass das Herz gesund bleibt und der Körper leistungsfähig ist. Es beugt kardiovaskulären Erkrankungen vor. Und vor dem Hintergrund, dass Herzinfarkte eine der häufigsten Todesursachen weltweit sind, kann man sich denken, wie wichtig dieses Testosteron für den Körper ist. Den Hormonspiegel ausgeglichen zu halten, ist daher überaus wichtig. Ganz genauso wichtig ist dabei aber, dies auf gesunde Art und Weise zu bewerkstelligen. Dies bedeutet nichts anderes als dass Sie alles tun sollten, Ihren Hormonpegel auf natürliche Weise zu kontrollieren.

Einige der körperlichen Effekte, die Testosteron auf den Körper hat, haben wir bereits angesprochen: Bildung der roten Blutkörperchen und damit Vermeidung von Anämie sowie Sauerstofftransport zu den Organen, Muskelaufbau, Gegenwirkung zu übermäßigem Körperfett. Zudem reguliert es Insulin- und Glukosespiegel im Blut und trägt somit zur allgemeinen Gesundheit und Funktionsfähigkeit des Körpers bei.

Es gibt bereits erste Ansichten, dass Testosteron eventuell sogar bei der Bekämpfung von Alzheimer helfen könnte. Zumindest beugt ein ausgeglichener Hormonhaushalt auch dieser Erkrankung erfolgreich vor. Zusätzlich zu den vielen körperlichen Vorteilen, wirkt sich Testosteron auch auf den Geist aus. Und natürlich kann man seine körperliche Gesundheit gleich viel besser genießen, wenn man sich mental vollkommen fit und gesund fühlt. Testosteron steigert Selbstvertrauen und Motivation. Sie werden sich insozialen Situationen wohler fühlen und mit mehr Energie in diese hinein gehen. Natürlich hat dies wieder eine direkte Wechselwirkung mit den körperlichen Effekten: wenn Sie sich sicherer fühlen und motivierter sind, haben Sie auch mehr Motivation, sich zu bewegen und Ihrem Körper etwas Gutes zu tun. Vor allem für Sportler ist dies eine wichtige Nebenwirkung die für den Erfolg sehr wichtig sein kann.

Testosteron hilft auch, Depressionen vorzubeugen. Studien zum Thema Testosteron und mentale Gesundheit werden nach wie vor durchgeführt, da man hier signifikante Wechselwirkungen vermutet. Zu wenig Testosteron kann Sie depressiv machen, aber zu viel Stress kann das auch. Auch auf die Spermien-produktion wirkt sich beides negativ aus.

Auch die Tatsache, dass Testosteron Insulin und Blutzucker reguliert, hat Auswirkungen auf die mentale

Gesundheit. Ein ausgeglichener Blutzuckerspiegel sorgt für optimale Energiereserven. Und diese lassen Sie mit optimaler Produktivität arbeiten. Wenn der Testosteronspiegel sinkt, kann der Körper auch den Zucker nicht mehr gut verarbeiten. Sie lagern Fett ein und werden träge. Man geht auch davon aus, dass Testosteron den Wettbewerbsdurst steigert. Richtig angewendet und in Kombination mit dem richtigen Selbstvertrauen kann Ihnen dies helfen, auch schwierige Projekte erfolgreich zu meistern, egal ob bei der Arbeit oder in Ihrem Privatleben. Diese Ansicht wird auch von Dr. Coates, einem Neurowissenschaftler mit Wurzeln im Wall Street Handel, vertreten. Er beschreibt dies als eine Art Eigendoping des Körpers: Erfolgsgefühle, die durch Beruf oder persönliche Erfolge ausgelöst werden, führen zu höherer Testosteronausschüttung.

Auch dies löst eine Art Kreislauf aus: durch den Erfolg und die dadurch ausgeschütteten Hormone glauben wir, dass wir überhaupt gewinnen können und fühlen uns noch mehr motiviert, Risiken einzugehen und neue Projekte in Angriff zu nehmen. Durch das gesteigerte Selbstvertrauen und die Motivation ist ein erneuter

Erfolg wahrscheinlicher. Sie haben Erfolg, weil Ihr Körper bereits vorher ein Hormon produziert hat, dass Sie überzeugt hat dass dieser Erfolg überhaupt erst möglich ist.

Es gibt eine Studie in der man zwei Sportmannschaften untersucht hat; die eine Mannschaft hat ausschließlich Lob für Ihre Leistungen erhalten, die andere Mannschaft ausschließlich negatives Feedback. Man fand heraus, dass die Mannschaft, die gelobt wurde, einen bis zu 30% höheren Testosteronspiegel hatte. In Ihrem nächsten Spiel hat diese Mannschaft sich anschließend noch besser geschlagen. Wenn Sie lernen, den Geist zu entspannen und vom Erfolg zu überzeugen, werden Sie auch die Testosteronproduktion anregen und tatsächlich erfolgreicher sein.

Den Sexualtrieb haben wir schon angesprochen: auch hier gilt, dass Testosteron für einen optimalen Ausgleich sorgt. Normalerweise steigt der Testosteronspiegel bei sexueller Erregung und sinkt über Zeiten langer Abstinenz. Ein gesunder Testosteronspiegel sorgt auch im Sexualleben für eine bessere Performance.

Die Produktion des Hormons wird auch hier durch die Umwelt beeinflusst. Auch der Hormonspiegel einer Frau kann den des Mannes beeinflussen. Zum Beispiel wird der Mann mehr Testosteron produzieren, während die Partnerin sich in der Zeit des Eisprungs befindet.

Allerdings gilt hier wie bei allem im Leben zu beachten, dass zu viel Testosteron auch nicht gut ist. Ihr Körper braucht ausreichend von dem Hormon, um den Haushalt in der Balance zu halten. Zu viel hat dann aber wieder einen gegenteiligen, negativen Effekt und senkt Ihre Produktivität und das Wohlbefinden. Laut einiger Studien ist es angeblich so, dass Männer mit einem guten oder überdurchschnittlichen Testosteronspiegel ein geringeres Risiko für Herzinfarkt, Bluthochdruck und Fettleibigkeit vorweisen. Dies sind drei der häufigsten Krankheitsbilder in der westlichen Welt und diesen vorzubeugen sollte oberste Priorität haben.

Kapitel 3 | Mythen rund um Testosteron

Um das Thema Testosteron ranken sich viele Irrglauben und Mythen. Einige Meinungen über dieses Hormon halten sich hartnäckig und werden weithin als wissenschaftliche Fakten verkauft. Oft sind dies nichts als halbgare Ideen, die irgendwann einmal in ein paar Artikeln diskutiert wurden.

Am weitesten verbreitet ist wahrscheinlich die Annahme, dass Testosteron zu Leichtsinnigkeit und Gewaltbereitschaft führt. Man geht davon aus, dass das Hormon einen selbstbewusster macht und man sich selbst leicht überschätzt. Auch gab es vor einiger Zeit einige Ansichten, die Testosteron direkt mit Prostatakrebs in Verbindung gesetzt haben.

Es stimmt, dass Hormone weitreichende Auswirkungen auf den menschlichen Körper haben. Gerade Steroidhormone sind in dieser Hinsicht lange noch nicht zu Ende erforscht. Wir wollen uns einmal die verbreitetsten Meinungen ansehen und schauen, ob wir etwas mehr Licht auf die Angelegenheit werfen können. Viele Menschen glauben, dass Testosteron einen aggressiv macht. Aber wissen Sie, woher diese Theorie stammt? Man hat hier Tests an Nagetieren durchgeführt, indem man diese einer hohen Dosis Testosteron ausgesetzt und ihr Verhalten studiert hat. Es hat sich dabei gezeigt, dass diese Nagetiere unter dem Einfluss des Hormons aggressiver geworden sind und versucht haben, sich die anderen Tiere zu unterwerfen. Allerdings hat man dann diese Erkenntnisse einfach auf menschliches Verhalten übertragen, ohne dabei zu berücksichtigen, wie viel komplexer ein Mensch ist und wie anders die sozialen Strukturen in seinem Umfeld funktionieren. Sehr Aussagekräftig ist diese Studie also vor diesem Hintergrund nicht unbedingt.

Man hat seitdem andere Studien durchgeführt, die eher zu belegen scheinen, dass Testosteron einen Menschen kooperationsbereiter macht, und nicht aggressiver. An der Universität von Zürich zum Beispiel hat Dr. Eisenegger einer Gruppe von Frauen Testosteron gegeben, einer anderen Gruppe einen Placebo. Die Gruppe, die das Testosteron bekam, zeigte mehr Fairness und Großzügigkeit in ihrem Verhalten gegenüber der anderen Gruppe.

Interessant dabei ist, dass dieses Verhalten nur zu beobachten war, wenn die Gruppe mit dem Testosteron nicht wusste, dass sie Testosteron bekamen. Die Probanden, die glaubten, Testosteron zu bekommen, verhielten sich gleich aggressiver und so, wie man es traditionell erwarten würde wenn eine Testgruppe dem Hormon ausgesetzt ist.

Auch wird dem Hormon oft und gerne nachgesagt, dass es antisoziales Verhalten auslöst. Doch kann man gleich feststellen, dass auch diese Erkenntnis wieder aus dem Tierreich gewonnen wird. Es hat sich hier gezeigt, dass Tiere mit einem höheren Testosteronspiegel in der Wildnis ein aggressiveres Verhalten an den Tag legen und eher geneigt sind, sich andere Tiere zu unterwerfen. Sie sind gewaltbereiter und verteidigen aggressiver ihr Revier und ihren Besitz.

Eine weitere Studie wurde unter Gefängnisinsassen durchgeführt. Bei dieser Studie wurde der Testosteronspiegel von einer ausgewählten Gruppe von Insassen gemessen. Hierbei fand man heraus, dass die Insassen, die Gewaltverbrechen verübt hatten, einen wesentlich höheren Testosteronspiegel hatten als diese, die zum Beispiel für Drogenhandel einsaßen.

Weiterhin hat man beobachtet, dass die Gruppe mit dem hohen Testosteronspiegel sich eher mit den anderen Insassen anlegte und in wesentlich mehr Konflikte und Kämpfe verwickelt war. Die Gruppe mit dem niedrigen Testosteron blieb eher für sich und suchte nicht aktiv Konfrontationen mit anderen Insassen. Man schloss hieraus wieder, dass Testosteron Männer gewaltbereiter und aggressiver macht, ohne allerdings die äußeren Umstände genauer zu betrachten.

Die extremen Bedingungen im Gefängnis machen diese Studie eigentlich unbrauchbar für eine weitläufige Anwendung. Vor allem da andere Studien belegen, dass Testosteron die Kooperationsbereitschaft steigert, wenn sich der Proband nicht bedroht fühlt. Ein Gefängnisaufenthalt ist aber natürlich eine Lebenssituation, die nicht als entspannt eingestuft werden kann. Die Testgruppe wurde hier vor allem von einem Selbsterhaltungstrieb gesteuert und im Rahmen dessen mag das Hormon seine eigene Rolle spielen. Jedoch kann man diese extreme Situation kaum auf normales soziales Verhalten übertragen. Allerdings haben solche Studien bereits in der Vergangenheit dazu beigetragen, auch Gewaltverbrechen durch Steroid- und Hormonüberschuss zu verteidigen. Dies ist natürlich ein gefährlicher Pfad, wenn so etwas als offizielle legale Entschuldigung vorgebracht wird. Es gibt auch andere Studien, die vorschlagen, dass das erhöhte Testosteron der Testgruppe aus dem Gefängnis möglicherweise das direkte Resultat der hierarchischen Struktur im Gefängnis ist, und nicht umgekehrt. Sicherlich ist es falsch, bei der Erforschung von Hormonen ein striktes Modell von Ursache und Wirkung anzuwenden. Es gibt hierbei viel zu viele Wechselwirkungen und komplexe Verwicklungen. Eine Zeitlang gab es auch verschiedene Studien, die behaupteten, Testosteron sei direkt mit verantwortlich für Prostatakrebs. Angeblich wären Männer mit höheren Testosteronwerten für diese Art Krebs anfälliger als andere Männer. Federführend war hier eine Studie von Dr. Huggins, der für seine Arbeit auch einen Nobelpreis gewann. In seiner Studie untersuchte er das Krebswachstum bei Hunden nach einer Kastration. Bei diesen Hunden war zu beobachten, dass nach einer Kastration die Prostata anfing zu schrumpfen. Huggins hat daraufhin Behandlungsmethoden für Prostatakrebs entwickelt, bei denen man künstlich den Testosteronspiegel senkte oder sogar Östrogen verabreichte oder die Hoden amputierte. Seine Arbeit führte dazu, dass man allgemein annahm, hohes Testosteron würde Krebswachstum beschleunigen währen niedrige Werte es verlangsamten. Es war Dr. Morgentaler, der die ersten Gegenargumente vorbrachte.

Er belegte, dass Männer mit niedrigem Testosteron wesentlich anfälliger für Krebs waren als Männer, mit einem ausgeglichenen Testosteronspiegel. Er fand weiterhin heraus, dass nach einer Östrogenbehandlung das Wachstum nur wieder zunahm, weil sich die Testosteronwerte normalisierten, und dieses Wachstum ohne die künstliche Senkung des Testosteronspiegels ohnehin stattgefunden hätte. Heute gibt es Studien die besagen, dass Männer mit den niedrigsten Testosteronwerten doppelt so krebsanfällig sind wie Männer mit den höchsten Testosteronwerten. Man ist sich aber ziemlich sicher, dass es keinen direkten Zusammenhang zwischen Testosteron und Prostatakrebs gibt.

Kapitel 4 | Diese Dinge zerstören Ihr Testosteron

Es gibt einige verschiedene Faktoren, die dazu führen, dass der Testosteronspiegel im Körper sinkt. Wir wollen uns die wichtigsten hier einmal anschauen, damit Sie wissen, wie Sie sich verhalten müssen.

Alterung

Bei allen Männern (und auch Frauen) sinken die Testosteronwerte natürlicherweise je älter sie werden. Dies ist ein ganz normaler, allgemein bekannter Prozess. Wir alle wissen, dass im Alter die Zellen erschlaffen und die Muskeln schwächer werden; die Knochen werden poröser und wir sind anfälliger für Erkrankungen wie Osteoporose, Alzheimer, und Krebs.

Man hat herausgefunden, dass bei einem Mann der die dreißig überschritten hat der Testosteronspiegel jährlich im Durchschnitt um 1% sinkt. Warum dies passiert weiß man noch nicht, jedoch ist es eine Tatsache, dass ältere Männer einen niedrigeren Testosteronspiegel haben als jüngere Männer. Ein wichtiger Faktor ist sicher, dass man mit 30 normalerweise in etwa das Alter erreicht, in dem man sesshaft wird: man verbringt mehr Zeit zu Hause und mit der Familie, sitzt tagsüber im Büro, und ist allgemein mehr in Versuchung, sich weniger zu bewegen. Diese Andropause, anders als die Menopause bei der Frau, ist ein langsamer und schleichender Prozess. Man geht allerdings davon aus, dass dies mehr mit einer Änderung des Verhaltens und schlechten Angewohnheiten zu hat als mit einem unaufhaltsamen Alterungsprozess. Man kann also auch im Alter die Werte weiterhin normal halten. Ein möglicher Faktor für den Rückgang des Testosteronspiegels könnte ein Enzym sein, das Testosteron aktiv in DHT umwandelt und somit zu Haarausfall, verminderter Libido und Krebsanfälligkeit beiträgt.

Fettleibigkeit

Männer, die übergewichtig sind, haben im Schnitt 40-50% weniger Testosteron als normalgewichtige Männer. Dies ist durch verschiedene Studien belegt. Somit ist Übergewicht auch auf diesem Gebiet ein gefährliches Gesundheitsrisiko.

Übergewicht ist ein vieldiskutiertes Thema, auch in den Medien. Es gibt hunderte von Kuren und Diäten, sogar

Pillen werden angeboten, und wo die Grenze zum Übergewicht liegt ist auch nicht jedem vollkommen klar. Oft werden schon etwas rundere Formen oder nur der erste Ansatz eines Bäuchleins als Fettleibigkeit bezeichnet. Wir gehen hier allerdings von der medizinischen Definition aus. Das heißt, wir schauen uns nur die körperlichen Auswirkungen an die auftreten, wenn man mehr als 20% über seinem Idealgewicht liegt. Fettleibigkeit fängt eigentlich erst an, wenn man 40-100% über seinem Idealgewicht liegt.

Zu viel Fett, dass im Körper eingelagert wird, kann auf lebenswichtige Organe pressen und diese oft auch lebensbedrohlich schädigen. Wie gefährlich überschüssiges Fett ist, hängt dabei auch davon ab, wo man es am Körper trägt. Allgemein ist Bauchfett die gefährlichste Variante. Leute, die am ganzen Körper gleichmäßig zunehmen, sind weniger gesundheitlich gefährdet.

Fettleibigkeit kann viele Erkrankungen nach sich ziehen, zum Beispiel Herzkrankheiten, Schlaganfälle, oder Bluthochdruck. Organe und Gelenke leiden, es können sich Gallensteine bilden oder man erkrankt an

Gicht. Oft sind alle diese Krankheiten auch das Resultat falscher und ungesunder Ernährung.

Es gibt viele Faktoren, die zur Gewichtszunahme führen können: ein Ungleichgewicht im Insulinhaushalt, Stress, ungesunder Lebenswandel. Aber eben auch ein unausgeglichener Testosteronspiegel. Hormonstörungen beeinträchtigen den Körper und machen ihn ungesund. Man geht mittlerweile davon aus, dass das Gewicht einen viel größeren Einfluss auf den Hormonpegel im Körper hat als das Alter eines Mannes.

In einem übergewichtigen Körper ist alles durcheinander: nicht nur Insulin sondern auch Sexual- und Wachstumshormone. Dies kann einen viel mehr beeinträchtigen als nur äußere Faktoren oder der natürliche Verfall des Alters. All diese Dinge stehen natürlich auch in Wechselwirkung miteinander.

Besonders durch schnelle Gewichtszunahme, zum Beispiel im Zuge einer Jojo-Diät, wird der Körper aus dem Gleichgewicht gebracht und die Hormonlevel schwanken in einem ungesunden Ausmaß. Da ältere

Männer eher zum Übergewicht neigen als junge Männer, vermuten Wissenschaftler, dass der wirkliche Auslöser für zu niedriges Testosteron nur indirekt das Alter ist – es ist vielmehr das Gewicht.

Die beste Art, Gewicht zu senken ist, seinen Lebensstil anzupassen. Testosteron hilft dem Körper dabei aktiver zu werden, da es sich auf die körperliche und geistige Energie direkt auswirkt. Ein niedriger Testosteronspiegel macht zwar müde, aber man kann diesen ganz einfach durch das vortäuschen von vorhandener Energie heben, indem man sich bewegt. Im Gegenzug wird man dann tatsächlich wacher und fitter. Man trickst den Körper sozusagen aus.

Wenn Sie beispielsweise trotz Müdigkeit Sport treiben, wird Ihr Testosteronspiegel in die Höhe gehen und Sie haben mehr Energie. Wenn Sie dies über einen längeren Zeitraum beibehalten, werden Sie grundsätzlich fitter sein, obgleich Sie sich mehr bewegen und verausgaben als vorher. Das mag paradox klingen, liegt aber einfach daran, dass sich Hormonlevel und Wohlbefinden gegenseitig beeinflussen. Sie können Ihren Körper also tatsächlich zum wach sein erziehen.

Natürlich gilt: aller Anfang ist schwer; man muss sich erst einmal überwinden. Aber versuchen Sie es doch einmal ein paar Wochen. Sicherlich werden Sie bald feststellen können, dass es Ihnen besser geht. Ganz schnell wird die Bewegung nicht mehr als zusätzliche Belastung, sondern als verdiente Freizeit angesehen. Schwierig hierbei ist der Teufelskreis von Muskelabbau und der Notwendigkeit, sich körperlich zu betätigen. Fettleibigkeit führt zu niedrigem Testosteronspiegel, und dieser führt dazu, dass die Muskeln weniger Proteinsynthese durchführen, und dadurch ist man weniger aktiv und der Testosteronspiegel sinkt weiter. Diesen ewigen Kreislauf zu durchbrechen ist auf keinen Fall leicht. Aber lohnen tut es sich auf jeden Fall!

Der medizinische Begriff für die verminderte Fähigkeit des Körpers, Testosteron zu produzieren, ist Hypogonadismus. Man findet dieses Krankheitsbild bei etwa drei Vierteln aller übergewichtigen Männer. Hypogonadismus kann schwere Folgen nach sich ziehen. Allerdings kann man diese Krankheit durch gesunde Ernährung und ausreichend Bewegung ganz leicht vollkommen rückgängig machen.

Diabetes

Ein weiterer Faktor, der zu einem zu niedrigen Testosteronspiegel führen kann, ist Typ-II Diabetes. Etwa die Hälfte aller übergewichtigen Männer die an Diabetes leiden haben zu wenig Testosteron. Zu niedrige Testosteronwerte können auch Diabetes begünstigen. Ein Körper, der keinen ausgeglichenen Hormonhaushalt hat, kann auch mit Insulin und Glukose schwerer umgehen. Auch hier kann man durch Bewegung und Abnehmen entsprechend vorbeugen.

Bluthochdruck

Ein zu hoher Blutdruck kann den Testosteronspiegel senken und sogar zur Unfruchtbarkeit bei Männern führen. Er führt zu einer ungewöhnlichen Erweiterung der linken Herzhälfte und zu Erektionsstörungen. Oft sind Männer mit Bluthochdruck bis zu 25% weniger sexuell aktiv als gesunde Männer. Testosteron senkt das Risiko kardiovaskulärer Erkrankungen, vor allem bei älteren Männern. Auch Alzheimer und Demenz können durch einen gesunden Testosteronspiegel aufgehalten werden.

Medizinische Gründe

Einige Medikamente wie Statine, Antidepressiva, Blutdruckmedikamente oder Medikamente gegen Epilepsie können den Testosteronspiegel senken. Das gleiche gilt für Verletzungen an den Hoden, Mumps, Chemotherapie oder Eisenspeicherkrankheit. Sie sollten also regelmäßig beim Arzt alles durchchecken lassen, um solche Ursachen von vornherein auszuschließen.

Krebsbehandlung

Wie schon erwähnt kann sich Chemotherapie negativ auf den Körper auswirken. Das gleiche gilt aber auch für diverse Krebsoperationen an der Prostata, im Bauchraum, oder an den Lymphdrüsen. Dies kann sich auch auf das Sexualleben negativ auswirken.

Umwelt und Giftstoffe

Giftstoffe sind heutzutage überall und können über Hygieneprodukte genauso wie aus der Luft oder der Nahrung aufgenommen werden. Viele dieser Giftstoffe unterbinden oder verringern die Testosteronproduktion und bringen den gesamten Hormonhaushalt des Körpers ins Ungleichgewicht. Oft führt dies bei

Heranwachsenden zu verfrühter oder auch verspäteter sexueller Entwicklung. Dies wirkt sich wieder auf die übrige körperliche und geistige Entwicklung aus.

Wir sehen also, dass Hormone eine wichtige Rolle für die Entwicklung des menschlichen Körpers spielen, und diese ins Ungleichgewicht zu bringen kann weitreichende Folgen haben. Vor allem bei Jungen kann eine übermäßige Aufnahmen von Toxinen aus der Umwelt dazu führen, dass die sexuelle Entwicklung bis zu zwei volle Jahre zu früh einsetzt. Natürlich hat dies Konsequenzen. Eine verfrühte Pubertät setzt einen jungen Menschen körperlich sowie geistig stark unter Druck. Man ist seinen Altersgenossen voraus und vielleicht selber noch gar nicht in der Lage, alle Veränderungen des Körpers vollständig zu verstehen. Dies führt zu sozialer Unsicherheit und einem weniger selbstbewussten Eigenverständnis. Dies wiederum kann im späteren Leben zu Essstörungen, Alkohol-missbrauch, oder extremer Schüchternheit führen.

Es gibt einige Ansichten, die besagen, dass die Giftstoffe aus Plastikflaschen, Konservendosen, Pflanzenschutz-mitteln oder tierischen Wachstumshormonen sowie einigen Medikamenten und Sojaprodukten Schaden anrichten können. Hierbei geht man davon aus, dass diese Stoffe zu angeborenen Krankheiten wie testikulärer Dysgenesie führen, indem sie bereits von der Mutter während der Schwangerschaft direkt an den Fötus weitergegeben werden.

Verwenden Sie anstelle von Teflon lieber unbeschichtete Töpfe und Pfannen, denn auch dies kann schädliche Effekte auf Ihre Gesundheit und Ihren Hormonspiegel haben. Achten Sie auch darauf, was Sie für Reiningungsprodukte im Haus benutzen. Im Zweifel tragen Sie beim Putzen lieber Handschuhe.

Alkohol

Vermeiden Sie es, zu viel zu trinken. Dies gilt für Wein und auch für Bier. Vermeiden Sie Sauftouren – ein Glas Wein am Abend kann für den Körper gut sein. Aber sich zu betrinken ist in jedem Fall schädlich und stört die Hormonproduktion massiv. Zu viel Rotwein führt zu Männerbrüsten. Das gleiche gilt für Bier, da der enthaltene Hopfen die Östrogenproduktion im Körper anregt. Sie müssen natürlich nicht vollkommen verzichten. Jedoch sollten Sie darauf achten, Ihren Konsum so niedrig wie möglich zu halten.

Zigaretten

Sich das Rauchen abzugewöhnen mag sehr schwer sein, jedoch sollten Sie dies nicht nur für Herz und Lungen in Angriff nehmen. Auch Ihr Hormonhaushalt wird es Ihnen danken. In jeder Zigarette sind etwa 7500 Chemikalien, die Ihr endokrines System angreifen und die Hormonproduktion stören. Wollen Sie Ihren Testosteronspiegel auf einem gesunden Niveau halten, sollten Sie mit dem Rauchen so schnell wie nur irgendwie möglich aufhören!

Kaffee

Zu viel Kaffee ist nicht gesund. Wenn Sie mehr als fünf Tassen am Tag trinken, wird das Cortisollevel im Körper so hoch ansteigen, dass Testosteron zerstört wird. Außerdem wird diese Menge an Kaffee Sie nervös und zitterig machen und Sie haben gar keine Lust mehr, aktiv zu werden.

Sport

Sport ist gesund, aber zu viel Sport hat den gegenteiligen Effekt. Wenn Sie Sport treiben, baut dies zwar Muskeln auf und stärkt den Körper. Jedoch produzieren Sie auch immer noch Cortisol, das sogenannte Stresshormon. Wenn Sie nun zu viel Sport treiben, produziert Ihr Körper auch zu viel von diesem Hormon. Ihr Körper steht dann unter Stress, und Stress führt zu einem rapiden Abfall im Testosteronspiegel. Zudem schadet zu viel Sport auch wieder dem Herzen.

Gönnen Sie sich auch Ihre Bewegung in Maßen. Empfohlen werden einzelne Einheiten von 45 Minuten. Trainieren Sie nicht mehr als eine Stunde, vor allem nicht, wenn Sie gerade erst anfangen. Sie riskieren sonst eine zu hohe Ausschüttung des Stresshormons und Testosteron im Körper wird zerstört.

Zucker

Zucker zu vermeiden mag nicht leicht sein, aber Sie sollten auf jeden Fall versuchen, so wenig wie möglich zu sich nehmen. Nicht nur beugen Sie Diabetes und Fettleibigkeit vor, Sie verhindern auch, dass der Testosteronspiegel im Körper sinkt.

Ballaststoffe

Dies ist ein schwieriger Punkt, da Ballaststoffe im allgemeinen für den Körper gut und wichtig sind. Nur können zu viele davon auch den Testosteronhaushalt durcheinander bringen. Am besten halten Sie sich an Hafer. Er hat wenig unangenehme Nebenwirkungen aber alle Vorteile, die Ballaststoffe für Ihren Körper mit sich bringen. Somit ist Ihr Testosteron relativ sicher.

Fluorid

Dieser Stoff ist giftig und Sie sollten ihn meiden. Er dringt in Ihr endokrines System ein und bringt dort alles durcheinander. Die Hormonproduktion wird gestört und ihr Testosteronspiegel ist nicht mehr auf einem gesunden Level.

Sojaprodukte

Soja enthält Phyto-Östrogene die zu einer verstärkten Anreicherung von Östrogenen im Körper führen. Oft nehmen Männer, die eine Geschlechtsumwandlung anstreben, viele Sojaprodukte zu sich, da diese dabei helfen, den Körper weiblicher zu machen.

Chlor

Chlor zählt zu den Halogenen und ist leichter als Jod. Genau wie Fluorid dringt es in Ihre Zellen ein und stellt dort alles Mögliche an. In großem Mengen ist es giftig und es stört die Testosteronanreicherung im Körper.

Kapitel 5 | Was sind die Anzeichen von Testosteronmangel?

Wie wir bereits besprochen haben, kann Testosteronmangel im männlichen Körper unschöne Nebenwirkungen haben und gesundheitliche Risiken nach sich ziehen. Wir haben schon erwähnt, dass Testosteron mit der Produktion von roten Blutkörperchen zusammenhängt. Zu wenig Testosteron kann zu Anämie führen.

Außerdem kann Testosteronmangel Depressionen auslösen. Ein unausgeglichener Hormonhaushalt sorgt für Stimmungsschwankungen, Müdigkeit, und allgemeine Lustlosigkeit. Auch die Konzentrationsfähigkeit sinkt rapide. Eine der häufigsten Auswirkungen von Testosteronmangel sind Erektionsstörungen. Auch diese können das Lebensgefühl und das Wohlbefinden stark beeinträchtigen. Oft spürt man eine Empfindlichkeit im Brustbereich und Hitze- und Kältewallungen, die einen im Alltag unangenehm beeinflussen.

Schlaflosigkeit kann auch mit zu wenig Testosteron im Blut zusammenhängen, und führt wieder zu mehr

Stress und Müdigkeit, was den Testosteronspiegel weiter senkt. Muskelmasse geht zurück, der Sexualtrieb verringert sich, und Haarausfall beginnt einzusetzen. Der Cholesterinspiegel schwankt und die Knochen werden porös, das Risiko für Osteoporose steigt.

Anzeichen für Testosteronmangel sind zum Beispiel permanente Müdigkeit und ein geschwächtes Immunsystem. Oft hängt dies auch mit einer beruflichen Veränderung zusammen, wenn Sie zum Beispiel plötzlich mehr sitzen als vorher und weniger aktiv sind.

Ein Arzt kann mit Hilfe eines Blut- oder Speicheltests feststellen, ob Ihr Testosteronspiegel normal oder zu niedrig ist. Zu niedrig ist normalerweise alles unter 300 Nanogramm pro Deziliter. Beachten Sie dabei bitte, dass die Hormonlevel normalerweise morgens am Höchsten sind und über den Tag hin kontinuierlich abfallen.

Kapitel 6.1 | Ernährung: Diese Nahrungsmittel steigern Ihren Testosteronspiegel

Gleich die erste Empfehlung in diesem Kapitel mag Ihnen komisch vorkommen, ist aber durchaus wichtig: es ist nämlich ratsam, wenn Sie Ihre Testosteronproduktion erhöhen wollen, dass Sie mehr Fett zu sich nehmen. Und wir sprechen hier nicht nur von einfach oder mehrfach ungesättigten Fettsäuren aus Nüssen und Avocados und ähnlichem, sondern auch von gesättigten Fetten wie Butter (von grasfressenden Weidekühen) und Steak. Viele Leute, die sich gesund ernähren wollen, verzichten intuitiv auf Zucker. Dies ist ein vollkommen logischer Schritt bei jeder Diät. Umso mehr mag es einem widerstreben, bewusst mehr Fette zu sich zu nehmen. Dies ist etwas, dass einem eher kontraproduktiv erscheint, wenn man doch eigentlich den Fettanteil im Körper senken möchte.

Tatsache ist, dass der Körper gesättigte Fette aus tierischen sowie pflanzlichen Quellen durchaus braucht, um optimal funktionieren zu können. Wenn Sie diese gesunden Fette ausschließlich durch stärkehaltige Kohlenhydrate ersetzen, wird Ihre Gesundheit dadurch auf jeden Fall stark beeinträchtigt. Es gibt mehr und mehr Ernährungsspezialisten, die explizit empfehlen, gesunde Fette ganz bewusst in die Ernährung mit einzubauen. Diese Fette bekommt man zum Beispiel durch den Verzehr von Olivenöl oder Oliven, Eigelb, Avocados und Kokosöl. Alle diese Zutaten sollten Sie in Ihren Mahlzeiten regelmäßig verwenden. Genauso sollten Sie Milchprodukte zu sich nehmen, da Sie nur aus diesen wichtige Aminosäuren aufnehmen können.

Weitere gesunde Fette, die die Testosteronproduktion steigern, erhalten Sie aus Butter, Biofleisch, Palmöl, Nüssen, Mandeln und Nussölen. Auch proteinreiche Nahrung ist wichtig, so zum Beispiel Fisch und Meeresfrüchte oder Hühnchen. Natürlich braucht der Körper auch Kohlenhydrate. Achten Sie hier nur darauf, dass diese stärkefrei sind einen niedrigen Glykämischen Index haben. Gut sind zum Beispiel Vollkornprodukte, Hülsenfrüchte, Süßkartoffeln und Linsen.

Gemeinhin kann man sagen, dass Mahlzeiten, bei denen weniger als 40% der Kalorien aus Fetten stammen, die Testosteronproduktion senken. Am besten ist es, wenn ca. 40-60% der Kalorien aus gesunden Fetten stammen. Seien Sie sich ganz einfach bewusst, dass das Aufnehmen von Fett mit der Nahrung nicht auch automatisch zur Einlagerung von Fett im Körper führt. Es ist Zucker, der den Körper vor allem dazu bringt, Fett anzusetzen. Viele moderne Diäten senken jedoch den Fettgehalt in den Mahlzeiten und ersetzen Fett durch Zucker. Dies führt zu den sogenannten Jojo-Diäten und wird Ihnen auf Dauer nicht weiterhelfen. Wenn dem Körper wichtige Vitamine und Mineralien fehlen, kann er nicht genügend Testosteron produzieren. Es gibt Nahrungsmittel, welche die Testosteronproduktion begünstigen, da Sie den Körper mit genau diesen wichtigen Nährstoffen versorgen. Beachten Sie, dass die Hoden, in denen das Testosteron produziert wird, rund um die Uhr beschäftigt sind, den Körper mit den wichtigsten Hormonen zu versorgen. Daher brauchen Sie auch ständig die entsprechenden Nährstoffe. Nährstoffmangel gefährdet nicht nur die Gesundheit, sondern senkt auch die Potenz des Mannes.

Im Folgenden wollen wir uns einmal die Nahrungsmittel anschauen, die Ihnen helfen werden, Ihre Testosteronproduktion zu erhöhen. Einige davon mögen als Aphrodisiaka bekannt sein, was einfach daran liegt, dass sie potenzsteigernd wirken und den Testosteronspiegel erhöhen.

Obst und Gemüse

Zunächst sollten Sie hierbei auf biologischen Anbau achten. Pestizide aus industriellem Anbau sind gesundheitsgefährdend, senken den Testosteronspiegel und schaden den Spermien. In extremen Fällen können sie zur Unfruchtbarkeit bei Männern führen. Biologisch angebautes Obst und Gemüse mag etwas teurer sein, aber wenn Sie wirklich Ihren Testosteronspiegel erhöhen und Ihrer Gesundheit etwas Gutes tun wollen, dann sollten Sie das investieren. Die Konsequenzen ansonsten sind sehr unschön. Achten Sie einfach auch auf Gemüse und Obst der Saison und versuchen Sie, möglichst aus lokalem Anbau zu kaufen, vom Wochenmarkt zum Beispiel. Oft ist dies noch einmal günstiger als aus dem Supermarkt, und auf jeden Fall gesünder.

Granatapfel

Diese Frucht steigert nicht nur die Testosteronproduktion, sondern enthält auch noch Antioxidanzien, was bedeutet, dass auch die Durchblutung der

Geschlechtsorgane besser wird. Dies führt zu verbesserter sexueller Performance. Ein Glas Granatapfelsaft am Tag reicht schon aus. Granatapfel wird schon lange mit Fruchtbarkeit in Verbindung gebracht. Die Frucht ist vitaminreich und voller Ballaststoffe. Im Rahmen einer neueren Studie erhielten Männer über einen Zeitraum von zwei Wochen regelmäßig Granatapfelsaft und man konnte bei Speicheltests einen deutlichen Anstieg des Testosteronspiegels feststellen. Auch verbesserte sich die allgemeine Stimmung und das Wohlbefinden, sowie der Blutdruck.

Gekaufter Granatapfelsaft ist oft nur Farbstoff und Zucker – achten Sie beim Kauf darauf, dass echte Früchte verwendet wurden. Oder stellen Sie Ihren eigenen Granatapfelsaft her: schneiden Sie die Frucht in zwei Hälften und machen Sie einige Einschnitte in der Schale. Halten Sie die Hälfte umgekehrt über eine Schüssel und klopfen Sie mit einem Löffel darauf um das Fruchtfleisch zu lösen. Granatapfel kann sehr gut in Smoothies verwendet werden, aber auch in verschiedenen Desserts und Obstsalaten.

Apfel

Äpfel enthalten unzählige Vitamine und Nährstoffe, die der Körper braucht, um gesunde Spermien zu produzieren. Außerdem enthalten Sie Quercetin, und das ist gut gegen Prostatakrebs.

Banane

Bananen enthalten das Enzym Bromelain, und dies steigert die Libido. Außerdem enthält es Vitamin B, was die Testosteronproduktion anregt. Das gleiche gilt übrigens für Anannas.

Weintrauben

Die Haut von Weintrauben enthält Resveratrol, welches verschiedene Vorteile für den Körper mit sich bringt. Im Journal of Nutrition wurde eine Studie veröffentlicht, bei der man Ratten Resveratrol gab und diese hatten gegenüber normalen Ratten bessere Spermienproduktion und einen höheren Testosteronspiegel. Man kann also davon ausgehen, dass Resveratrol Spermienzahl und Testosteronspiegel erhöht. Weintrauben machen sich gut zum Frühstück oder als Dessert. Man kann Sie in den Joghurt rühren oder auch einfach so essen.

Avocado

Avocados können für den männlichen Körper Wunder wirken. Sie senken das schlechte Cholesterin im Körper, versorgen ihn aber gleichzeitig mit gutem Cholesterin. Gute Cholesterinwerte führen auch zu guter Testosteronproduktion und helfen damit, den Testosteronspiegel auf einem gesunden Niveau zu halten, denn Cholesterin bilden einen notwendigen Baustein zur Produktion von Testosteron. Bluthochdruck ist eine Gefahr, die man nicht unterschätzen sollte, da sie sich auch auf die Potenz auswirkt, da der normale Blutfluss zum Penis gestört wird. Dies führt zu Erektionsstörungen.

Avocados schützen vor Herzkrankheiten und Erektionsstörungen und halten den Testosteronspiegel auf einem guten Pegel. Und Avocados sind vielseitig einsetzbar: man kann sie zum Beispiel als Brotaufstrich verwenden. Aufgrund des hohen Fettanteils ersetzen sie auch Butter oder Mayonnaise. Sie können auch, wenn Sie Tomaten und Knoblauch da haben, eine leckere Guacamole herstellen. Oder verwenden Sie Avocado einfach im Salat. Die Möglichkeiten sind unendlich.

Kichererbsen

Kichererbsen enthalten Zink, was direkt mit Hormon- und Spermienproduktion im Körper in Verbindung gebracht wird. Zwar erhält man Zink auch aus Vollkorn und Hülsenfrüchten, jedoch enthalten diese auch Phytinsäure, wodurch das Zink vom Körper schlechter aufgenommen werden kann. Kichererbsen haben einen sehr niedrigen Anteil an Phytinsäure, wodurch sie eine ausgezeichnete Zinkquelle darstellen. Und Männer mit einem zu niedrigen Testosteronspiegel leiden oft auch an Zinkmangel. Zudem hat man herausgefunden, dass der Testosteronspiegel sowie alle übrigen Fortpflanzungsfuktionen auf den Zinkanteil im Körper reagieren. Wenn Sie Kichererbsen vor dem Verzehr in Wasser einweichen, können Sie auch den Anteil an Phytinsäure noch weiter senken, sodass sich die Testosteronproduktion sogar noch weiter verbessert. Es gibt viele Rezepte für Kichererbsen: Sie können Hummus herstellen, wenn Sie etwas Olivenöl, Zitronensaft, Salz und Knoblauch da haben.

Knoblauch

Viele antike Kulturen wie Ägypter, Griechen und Römer, Inder und Chinesen, haben schon vor Urzeiten erkannt, dass Knoblauch nicht nur ein gutes Gewürz ist, sondern auch medizinisch angewendet werden kann. Heute kann man belegen, dass Knoblauch nicht nur gut ist für den Blutdruck, sondern auch die Testosteronproduktion steigert. Dies gilt besonders, wenn man sich zudem noch proteinreich ernährt. Sie können Knoblauchpulver oder auch frischen Knoblauch oder Knoblauchsaft verwenden – es ist alles gut für die Spermienproduktion in den Hoden und einen ausgeglichenen Testosteronspiegel. Da Testosteron den Blutdruck in die Höhe treibt und Knoblauch ihn senkt, gleicht sich durch das Essen von Knoblauch auch das wieder aus, was ihn noch gesünder macht.

Am besten wirkt roher Knoblauch. Sie können ihn zum Beispiel einfach im Salatdressing verwenden. Und wenn Sie ihn mit fetthaltiger Nahrung wie Olivenöl oder Milchprodukten aufnehmen, riecht Ihr Atem auch nicht so stark nach Knoblauch. Denn dies kann in Gesellschaft unangenehm sein.

Kreuzblütengewächse

Hierzu zählen zum Beispiel Weißkohl und Grünkohl, Rosenkohl und Brokkoli. Alle diese Nahrungsmittel helfen, Testosteron im Körper aufzubauen. Sie sind sowieso schon sehr gesund, da sie Indol-3-Carbinol enthalten. Dieser Stoff hinterlässt Östrogen-Nebenprodukte im Körper, wodurch der tatsächliche Östrogenwert gesenkt wird. Und da gerade bei älteren Männern die Anlagerung von Östrogen im Körper ein Problem ist und einen gesunden Testosteronspiegel verhindert, macht dies Kreuzblütengewächse in der Nahrung um so wichtiger.

Wenn Sie Ihren Testosteronspiegel steigern wollen, sollten Sie zwei Mahlzeiten am Tag bestehend aus Kreuzblütengewächsen zu sich nehmen. Dies wird sehr schnell wirken. Sie können Sie roh oder leicht angedünstet essen. Grünkohl oder auch Rosenkohl und Brokkoli machen sich gut als Salat. So muss man sie gar nicht kochen und zerstört somit auch keine wichtigen Nährstoffe. Aber auch im Auflauf oder auf dem Butterbrot machen sie sich gut. Wenn Sie dieses Gemüse kochen, sollten Sie vorsichtig sein, es nicht zu lange zu kochen. Dann wird es leicht bitter. Und als Faustregel kann man festhalten: je dunkler das Gemüse, desto besser. Achten Sie beim Kauf auf eine möglichst dunkle Färbung für möglichst viele Nährstoffe.

Cranberries

Diese enthalten überaus viel Vitamin B. Sie helfen Ihrem Körper, besser mit Stress umzugehen. Und Stresslevel zu senken ist wichtig, da mehr Stress den Sexualtrieb vermindert. Sie können Cranberries in Ihr Müsli mischen oder einen Kuchen daraus backen, aber auch im Salat sorgen sie für eine angenehme Süße.

Süßkartoffeln

Süßkartoffeln haben unglaublich viele Nährstoffe und sollten auf jeden Fall regelmäßig auf Ihrem Speiseplan stehen. Sie sind sehr kaliumhaltig und verbessern die Durchblutung. Damit helfen sie zum Beispiel auch gegen Erektionsstörungen. Sie helfen auch beim Gewichtsverlust und beim Aufbau von mehr Muskelmasse.

Rosenkohl

Viele Leute mögen Rosenkohl nicht, da er ihnen zu bitter schmeckt. Dies liegt jedoch in der Regel an falscher Zubereitung. Kochen sie ihn auf keinen Fall zu lange, nur dann wird er ungenießbar. Rosenkohl hat viele wichtige Nährstoffe, auf die Sie nicht verzichten sollten. Zum Beispiel hat er viel Indol-3-Carbinol, welches Ihren Östrogenwert senkt und die Libido verbessert. Zudem stärkt er das Immunsystem. Sie sollten also entweder über den Geschmack hinwegsehen, oder sich Tipps zur richtigen Zubereitung geben lassen.

Paranüsse

Diese enthalten besonders viel Selen. Es gibt eine Reihe von Pestiziden, und auch Ethanol und Nikotin, die unserer Fruchtbarkeit schaden. Doch Selen hilft, diese Auswirkungen zu kontrollieren und unseren Körper gesund und fruchtbar zu halten. Dies wurde auch am Beispiel von ausgewachsenen Hasen und Ratten bewiesen. Selen trägt auch zur Beweglichkeit der Spermien bei und macht sie schneller und agiler. Allgemein steigert sich durch das Selen aus den Paranüssen die Qualität der Spermien bei einem gesunden Mann. Nicht zuletzt indem es den Testosteronspiegel hebt. Sechs bis acht Nüsse gelten als eine Portion. Und eine Portion am Tag ist bereits völlig ausreichend.

Austern

Austern sind ein natürliches Aphrodisiakum. Sie sind voller Zink und regen das Muskelwachstum an. Sie machen den Körper leistungsfähiger und steigern die Spermienproduktion. Auch die Wundheilung wird beschleunigt. Das Magazin Nutrition zum Beispiel hat eine Studie veröffentlicht, die besagt, dass eine zinkarme Diät nach nur 20 Wochen den Testosteronspiegel drastisch senkt. Wenn man jedoch Zink als Ersatzstoff aufnimmt, regulieren sich die Werte wieder. Das American Journal of Hematolgy hat veröffentlicht, dass Zink den Testosteronspiegel bei Männern normalisiert, die unter Sichelzellenanämie leiden. Und wie wie bereits besprochen haben, steigert Zink die Fruchtbarkeit und hilft, die Spermienzahl hoch zu halten. Zink hilft auch gegen Testosteronabfall durch Ermüdung und Stress. Eine Portion Austern am Tag hilft schon. Am besten kochen Sie diese aber nicht, da sonst viel vom enthaltenen Zink zerstört wird. Sie können Sie roh essen oder auch gebacken.

Schwertfisch-, Lachs- und Lebertranöl

Es gibt einige bestimmte Fischöle, wie die Öle von Schwertfisch, Lachs und Dorsch, die besonders stark die Testosteronproduktion anregen. Vor allem enthalten diese Sorten Fischöl ganz besonders viel Vitamin D, was für die Produktion von Testosteron überaus wichtig ist. Zwar kann man Vitamin D auch durch Sonne gewinnen, jedoch ist es für einen Mann fast nicht möglich, genug Vitamin D aufzunehmen, um die Testosteronproduktion nennenswert anzukurbeln. Fischöl kann hier also gut Abhilfe schaffen. Auch Thunfisch, Orangensaft, Getreide und Milch haben kleine Mengen an Vitamin D, aber Lebetranöl ist wohl so ziemlich die beste Quelle für dieses Vitamin, die man finden kann. Männer, die viel Vitamin D zu sich nehmen, haben in der Regel auch hohe Testosteronwerte. Lebetranöl ist zudem auch ein guter Lieferant für gesunde Fette, und diese werden von den Hoden benötigt, um genügend Hormone produzieren zu können. Zudem hat dieses Öl aber auch einen hohen Anteil an Vitamin A und wie von Clinical Endocrinology belegt, ist Vitamin A in Verbindung mit Eisen eine erfolgreiche Hormontherapie für Jungen mit verspäteten Pubertätserscheinungen. Das Öl wirkt außerdem entzündungshemmend, und Entzündungen im Körper senken auch den Testosteronspiegel. Man kann Fischöl zum Beispiel durch das Braten oder

Backen von Fisch gewinnen. Aber auch käuflich ist es in vielen Läden zu erwerben. Lebetranöl ist so ergiebig, dass ein halber Teelöffel am Tag schon ausreicht.

Bestrahlte Pilze

Es gibt einige Hinweise darauf, dass bestrahlte Pilze den Testosteronspiegel erhöhen. Es handelt sich hierbei um Pilze, die UV-B Strahlen ausgesetzt werden. Diese Strahlung ist nicht schädlich und die Pilze können bedenkenlos gegessen werden. Der Vitamin D Anteil in diesen Pilzen wird durch die Strahlung erhöht, und zwar um bis zu 824% im Vergleich zu unbestrahlten Pilzen, die nur einen kleinen Anteil Vitamin D enthalten. Wie wir schon besprochen haben, ist es für Männer kaum möglich, genug Vitamin D über die Sonne alleine aufzunehmen. Diese Pilze sind also eine gute Alternative. Vitamin D ist wichtig für eine ausreichende Testosteronproduktion im Körper. So ziemlich alle Pilze können bestrahlt werden, um zu ergiebigen Vitamin D Quellen zu werden. Dazu gehören normale alltägliche Champignons genauso wie Shitake Pilze. Eine Portion am Tag ist genug – am besten bereiten Sie sie mit etwas Öl zu. Einfach kurz anbraten und zum Burger oder Salat servieren.

Joghurt

Auch Joghurt kann dabei helfen, den Testosteronspiegel zu verbessern. Es gibt dafür eine Reihe von Belegen. Man hat eine Studie mit Mäusen durchgeführt, in der eine Gruppe männlicher Mäuse Joghurt zu essen bekam. Diese Mäuse hatten größere Hoden und befruchteten weibliche Mäuse schneller und öfter als andere Mäuse, die keinen Joghurt bekamen. Eine gegebene Menge Joghurt enthält mehr Protein als die gleiche Menge Milch, und auch Proteine sind überaus wichtig für die Testosteronproduktion. Wenn Sie Joghurt kaufen möchten, achten Sie darauf, dass er wenig Zucker und Fett enthält, da für eine hohe Testosteronproduktion genauso wichtig ist, das Gewicht zu kontrollieren und nicht zu viel Körperfett anzusetzen. Auch Joghurt mit Früchten drin kann hier kontraproduktiv sein, da dieser hohe Mengen an Zucker enthält. Man weiß seit Urzeiten, dass Joghurt gesund ist. Heute kann man ihn als Salatdressing oder Dip verwenden, über sein Müsli geben, oder einfach so mit frischem Obst und Honig essen.

Honig

Honig hat einen hohen Anteil an Bor. Dies ist ein wichtiges Spurenelement, das auch den Testosteronspiegel im Körper heben kann oder zumindest dazu beiträgt. Honig sorgt auch für genügend Salpetersäure im Blutkreislauf, sodass die Blutgefäße weit bleiben und eine optimale Durchblutung gesichert ist. Wenn die Durchblutung des Körpers gestört ist, ist eine Erektion nur schwer zu erreichen oder zu halten. Viagra wirkt ganz ähnlich wie Honig. Ursprünglich war es auch als Blutdruckmedikament gedacht, hat sich dann aber als bessere Erektionshilfe herausgestellt. Man hat auch Frauen untersucht und festgestellt, dass auch sie nach der Aufnahme von Bor höhere Testosteronwerte im Blut hatten. Auch das British Journal of Nutrition hat eine ganz ähnliche Studie mit den gleichen Ergebnissen durchgeführt. In Dubai hat man im Rahmen einer weiteren Studie erforscht, dass der Verzehr von Honig zu erhöhten Stickoxidwerten im Speichel, Urin und Blut führt, und zwar schon drei Stunden nach Aufnahme. Im Jahr 2011 gab man freiwilligen Bor und stellte fest, dass sie weniger Globulin im Körper hatten, und Globulin zerstört Sexualhormone. Außerdem hatten sie weniger entzündungsfördernde Stoffe im Körper, dafür aber mehr Testosteron. Honig hebt also den Testosteronspiegel und führt zu besserer sexueller Performance. Sie können ihn anstelle von Zucker verwenden, oder auch zusammen mit Obst oder Joghurt. Er ist praktisch unendlich haltbar – man hat auch schon 2000 Jahre alten Honig gefunden, der noch gut war.

Hafer

Hafer, besonders natürlich Haferflocken, sind reichhaltig an L-Arginin. Diese Substanz wirkt sich positiv auf die männlichen Geschlechtsorgane aus. Es wird im Körper in Stickoxid umgewandelt, und dies trägt zu stärkeren Erektionen bei. Das Journal of Endocrinology hat außerdem eine Studie veröffentlicht aus der hervorgeht, dass L-Arginin zur Testosteronproduktion beiträgt. Zudem macht Hafer satt und hält lange vor, ist dabei aber gesund für den Körper. Er hilft also auch dabei, das Idealgewicht zu halten, sodass man nicht in die Gefahr kommt, den Testosteronspiegel durch Gewichtsprobleme zu gefährden.

Eier

Eier besitzen sehr viel Vitamin D, was sich positiv auf die Spermien auswirkt. Es gibt keine Studien, die Eier direkt mit besserer Testosteronproduktion in Verbindung setzen, jedoch gibt es viele Anhaltspunkte, die dennoch darauf schließen lassen. Zum einen ist da das schon besprochene Vitamin D. Zudem haben sie einen hohen Anteil an Kalzium und Fett, und beides sind Substanzen, die der Körper zur Testosteronproduktion braucht. Ein Ei am Tag ist genug. Sie brauchen dies auch nicht mit noch mehr extra Fett zuzubereiten. Ein gekochtes Ei zum Frühstück ist beispielsweise eine gute Möglichkeit, die tägliche Portion zu sich zu nehmen. Sollten Sie sich über Ihre Gesundheit Gedanken machen bezüglich Cholesterin und Fett, so erinnern Sie sich daran, regelmäßig Sport zu treiben.

Butter

Es geht hier um Biobutter von grasenden Kühen. Diese kann ebenfalls helfen, Testosteronwerte zu steigern. Sie enthält nämlich hohe Anteile Carotinoid und Omega-3 Fettsäuren. Diese helfen dem Körper gegen Bluthochdruck, hohe Cholesterinwerte und Atherosklerose. All diese Faktoren senken den Testosteronspiegel. Sie können Butter beim Kochen anstelle von Öl verwenden, aber sein Sie vorsichtig, denn Butter hat natürlich immer noch sehr viele Kalorien.

Mageres Fleisch

Bodybuilder empfehlen Proteine zum Muskelaufbau und laut weit verbreiteter Meinungen hilft rotes Fleisch den Testosteronspiegel zu heben. Das Magazin Forbes listet Steaks als eines der männlichsten Nahrungsmittel. Mageres Fleisch ist proteinreich, und wir haben bereits gesehen, dass Proteine für die Testosteronproduktion wichtig sind. Dies liegt auch daran, dass die Protein und Globulinwerte im Körper sich gegenseitig ausbalancieren. Und Globulin bindet Sexualhormone, wodurch der Testosteronwert sinkt. Nimmt man also mehr Proteine zu sich, sinkt das Globulin und der Testosteronspiegel steigt. Mit viel Globulin im Körper bleibt das Testosteron im Blut und geht nicht in die Muskeln oder Keimdrüsen. Der Testosteronspiegel kann somit auch niedrig wirken, obwohl eigentlich genug Testosteron im Körper wäre. Achten Sie darauf, dass Ihre Proteinquellen möglichst fettarm sind. Ansonsten riskieren Sie wieder Gewichtsprobleme, die dann auch den Testosteronspiegel senken.

Rindfleisch

Rindersteaks sind ein beliebtes Nahrungsmittel, und können ganz einfach den Testosteronspiegel heben. Sie haben nämlich besonders viel Zink. Nicht ganz so viel wie Austern, aber dennoch ausreichend. Sie haben auch sehr viel Selen, was auch Fruchtbarkeit steigert. Verwenden Sie nicht zu viel Fett beim Kochen, und auch nicht zu viel Flüssigkeit, da sonst wichtige Nährstoffe verloren gehen.

Kapitel 6.2 | Ernährung: Diese Nahrungsmittel schaden Ihrem Testosteronspiegel

Zunächst einmal sollten Sie auf zu viel Zucker in Ihrer Ernährung verzichten. Dies ist natürlich nicht ganz leicht zu bewerkstelligen, aber es wird sich auf jeden Fall lohnen. Zucker hebt zunächst den Dopaminspiegel, wodurch wir uns besser fühlen, aber auf lange Sicht ist er eher schädlich. Je länger Sie auf Zucker und auf andere Glukose und getreidehaltige Produkte verzichten oder diese reduzieren, desto besser wird es Ihnen gehen. Zucker ist leider in so vielen Nahrungsmitteln und Getränken, die wir jeden Tag kaufen. Gerade in vorgefertigten Produkten ist er oft einfach schon enthalten, zum Beispiel in gesüßten Getränken, aber auch in vielen Lebensmitteln, die als gesund angepriesen werden. Aber zu viel Zucker regt die Insulinproduktion an, welche dann die Testosteronproduktion behindert. Zu viel Zucker macht einen träge und führt zu Übergewicht.

Was Sie tun sollten ist, mehr Fette und weniger Kohlenhydrate zu sich zu nehmen. Sie werden auf diese Weise Ihr Herz und Ihre Muskeln stärken, Ihr Immunsystem robuster machen, und auch für eine ausgeglichene Testosteronproduktion sorgen. Ihr ganzer Hormonhaushalt wird ausbalanciert und gesund sein. Generell sorgen Lebensmittel mit einem niedrigen Glykämischen Index für bessere Hormonwerte und einen besseren Testosteronspiegel. Ein hoher Glykämischer Index sorgt eher dafür, dass der Körper fett ansetzt und ungesund wird.

Mit Fruktose sollten Sie besonders vorsichtig sein. Zwar sind sich Glukose und Fruktose sehr ähnlich, jedoch hat man bei Studien an Nagetieren festgestellt, dass Fruktose eher zum Ansetzen von Fettreserven führt, und auch zu hohem Blutdruck und viel Harnsäure im Körper, wodurch man Gicht bekommen kann. Wenn Sie Diabetes haben oder zu Diabetes neigen, sollten Sie Fruktose nach Möglichkeit vermeiden. Es gibt einige Lebensmittel, die den Testosteronspiegel senken und so verringertem Sexualtrieb und schwächeren Erektionen führen. Wir wollen uns im Folgenden einmal ansehen, was sie vermeiden sollten.

Stark gesalzenes Essen

Zu viel Salz ist für den männlichen Körper extrem ungesund. So ganz allgemein weiß man das auch, aber viele Männer sind sich nicht bewusst, dass Salz den arteriellen Blutdruck erhöht und den Testosteronspiegel senkt. Die Durchblutung zum Penis wird gestört und beeinträchtigt massiv das Sexualleben. Bluthochdruck wirkt sich bekanntermaßen negativ auf den Testosteronspiegel aus. Dies ist aus einer ganzen Reihe von Studien ersichtlich. Das American Journal of Hypertension hat eine Studie veröffentlicht aus der hervorgeht, dass Männer mit Bluthochdruck bis zu 25% weniger sexuell aktiv sind und bis zu 12% weniger Testosteron haben. Natrium verstärkt Bluthochdruck, und Salz hat einen hohen Natriumanteil. Sie sollten nicht mehr als einen Teelöffel Salz am Tag zu sich nehmen. Wenn Sie sich daran halten, geht es auch Ihrem Testosteronspiegel gut. Halten Sie sich fern von Junkfood und Fertigessen, gesüßten Getränken und Nahrungsmitteln aus Konservendosen.

Bier und große Mengen Alkohol

Bier wird oft als sehr männliches Getränk dargestellt und durch die Werbung und die Art, wie darüber gesprochen wird, hat man den Eindruck, als müsse es Männlichkeit und Potenz fördern. Doch genau das Gegenteil ist der Fall. Und dies ist wissenschaftlich belegt. Hopfen, einer der Hauptbestandteile von Bier, enthält 8-Prenylnaringenin. Dies sorgt dafür, dass der Östrogenspiegel im Körper steigt. Östrogen ist das Hormon, das bei Frauen die weiblichen Körpermerkmale ausbildet und es wirkt Testosteron direkt entgegen und hebt seine Wirkung auf. Eine Flasche Bier hat nicht genug davon, um Schaden anzurichten. Aber regelmäßiges oder exzessives Trinken schadet dem Hormonpegel und führt auch zu schlechter sexueller Performance. Dies gilt aber nicht nur für Bier, sondern für Alkohol allgemein. Es senkt den Testosteronspiegel im Körper und mag einen vielleicht zunächst in sozialen Situationen entspannen, aber auf Dauer bringt es die Hormone ins Ungleichgewicht und macht einen müde und unsicher. Wenn Ihr Testosteronspiegel zu niedrig ist, sollten Sie auf Bier ganz verzichten. Gute Alternativen sind zum Beispiel Wein und Wodka. Wenn Sie jedoch Ihren Testosteronspiegel heben wollen, verzichten am besten vollständig auf Alkohol. Ein alkoholisches Getränk am Tag wird Ihnen nicht schaden. Doch denken Sie daran, dass zu viel sich negativ auf Ihr Testosteron auswirkt.

Soja

Vor allem in Ostasien beliebt, aber immer mehr auch im Rest der Welt. Nahrungsmittel wie Tofu und Sojasauce finden sich mehr und mehr in jeder Küche wieder. Und natürlich sind diese unbestritten gesund, man sollte sich jedoch auch über die Nachteile im Klaren sein und auch mit diesen Produkten verantwortungsvoll umgehen. Soja kann den Testosterongehalt im Blut senken. Dies ist auch zu ersehen aus einer Studie des European Journal of Clinical Nutrition. Soja trägt eher dazu bei, den Östrogenspiegel zu heben. Wenn Sie Probleme mit niedrigen Testosteronwerten haben, sollten Sie sich von Soja eher fernhalten.

Bohnen und Linsen

Beide sind für den Körper allgemein sehr gesund, können sich aber negativ auf den Testosteronspiegel und somit auch auf die Libido eines Mannes auswirken. Das gleiche gilt für andere Nahrungsmittel mit Ballaststoffen, wie zum Beispiel Haferflocken oder Vollkornprodukte. Man weiß noch nicht genau, wie Ballaststoffe und Testosteron zusammenhängen, aber wie auch im American Journal of Clinical Nutrition nachzulesen, gibt es einen Zusammenhang und zu viele Ballaststoffe verhindern ein ansteigen des Testosteronspiegels. Natürlich haben die meisten Experten lange empfohlen, sich reich an Ballaststoffen und arm an Fett zu ernähren, aber eventuell ist das so nicht ganz richtig. Möglicherweise ist die bessere Variante, viele Proteine und Fette und Gemüse zu sich zu nehmen, um einen guten Testosteronspiegel zu halten. Es gibt mittlerweile viele Diäten, die dies vertreten. Natürlich sollten Sie auf keinen Fall auf Ballaststoffe verzichten, aber reduzieren Sie vielleicht auf ein oder zwei Portionen am Tag. Und wenn Sie unbedingt mehr Ballaststoffe möchten oder brauchen, dann versuchen Sie es eher mit Bananen oder Beeren. Essen Sie Früchte, die gut für den Testosteronspiegel sind ohne Ihrem Körper zu schaden.

Plastikflaschen und Plastikdosen

Wenn Ihnen Bisphenol oder BPA (auch als Weichmacher bekannt) noch kein Begriff ist: dies ist eine Chemikalie die sich in Plastikflaschen oder anderen Plastikcontainern und Gefäßen befindet, die zur Aufbewahrung und Verpackung von Lebensmitteln verwendet werden. Sie sind in Plastikschalen und Plastikbehälter enthalten. Auch Konservendosen sind oft im inneren damit beschichtet und in Kassenbons befindet sich auch BPA, hier wird es über die Haut aufgenommen. So konnte in einer Studie gezeigt werden, dass diese Stoffe der Fruchtbarkeit schaden und für den Fortpflanzungsapparat des Menschen schädlich sind. BPA ist ein sogenannter endokriner Disruptor, das bedeutet, dass BPA in unseren menschlichen Hormonhaushalt eingreift und hier allen möglichen Schaden anrichtet, was zu Krankheiten führen kann wie Herzkreislauferkrankungen, Leberproblemen und Diabetes. Besonders für Kinder stellt ein BPA ein hohes Risiko dar, so kann dieses Gift bei Kontakt in der frühen Entwicklungsphase eine reguläre Ausbildung der Organe und Drüse behindert und die sexuelle Entwicklung hemmen.

Bei der Untersuchung von Ratten hat man herausgefunden, dass BPA die Spermienproduktion verlangsamt und die Testosteronproduktion stark beeinträchtigt. Diese Chemikalie kann sich auch im Körper dauerhaft einlagern und Langzeitschäden hervorrufen. Vermeiden Sie nach Möglichkeit diese Plastikgefäße und steigen Sie um auf Glasflaschen und andere Aufbewahrungsmöglichkeiten für Ihre Lebensmittel.

Kapitel 6.3 | Diese Nahrungsergänzungsmittel erhöhen Ihr Testosteron

Vitamin D

Vitamin D ist wichtig für die gesunde Entwicklung des Spermas. Es erhöht die Spermienproduktion und verbessert auch die Qualität der entstehenden Spermien. Und damit noch nicht genug, erhöht es auch noch den Testosteronspiegel und damit auch den Sexualtrieb. Um genügend von diesem Vitamin aufzunehmen, ist es wichtig, viel Sonnenlicht aufzunehmen. Allerdings ist dies oft schwierig, aufgrund von Arbeitszeiten oder Wetterlage, und auch wenn man den ganzen Tag bei schönem Wetter im Freien verbringen kann, kann es noch sein, dass die Menge an Sonnenlicht einfach noch immer nicht ausreichend ist. Einige andere Möglichkeiten, Vitamin D über die Nahrung aufzunehmen, haben wir ja bereits angesprochen. Außerdem bietet sich hier noch die Einnahem in Form von Vitamin D Kapseln. Wenn man sein Vitamin D im Blut testen möchte, sind etwa 50-70 Nanogramm pro Milliliter der ideale Wert.

Zink

Zink spielt eine wichtige Rolle bei der Testosteronproduktion im Körper. Es gibt Untersuchungen die zeigen, dass Männer, die sich zinkreicher ernähren, bereits nach sechs Wochen signifikant mehr Testosteron im Körper haben. Die höchste Konzentration von Zink im Körper ist normalerweise in der Prostata und im Sperma zu finden. Die Prostata braucht Zink, um gesund zu bleiben. Zink stärkt das Immunsystem und hilft dem Körper Krankheiten wir Durchfall, Erkältung und Lungenentzündung abzuwehren. Es tut also mehr für den Körper, als nur die Testosteronproduktion anzuregen. Es sorgt für allgemeine Gesundheit, und ein gesunder Körper hat wiederum natürlich einen ausgeglichenen Hormonhaushalt.

Laut des National Health and Nutrition Examination Survey haben etwa 45% aller Männer über 60 zu wenig Zink im Blut, selbst wenn Zink explizit als Nahrungsergänzungsmittel aufgenommen wird. Unter 60 Jahren haben etwa 20-25% aller Männer zu wenig Zink in ihrem Blut. Wenn Sie lieber Ausdauersport machen als Kraftsport zu betreiben, kann Zink Ihnen auch helfen, Ihren Testosteronspiegel hoch zu halten. Es verhindert eine zu hohe Anlagerung von Östrogen im Körper. Wenn Sie zu wenig Zink im Körper haben, kann Testosteron auch in Östrogen umgewandelt werden. Zink hilft dem Körper, nach dem Sport Gewebe wieder aufzubauen und Testosteron zu produzieren. Austern sind wahrscheinlich die beste Zinkquelle, die man sich suchen kann. Zwar gibt es auch Gemüse, das sehr zinkhaltig ist, jedoch enthält dies auch Phytinsäure, die es dem Körper unmöglich macht, das Zink vollständig aufzunehmen. Andere gute Zinkquellen sind Fleisch, Fisch, Milch, Käse und Bohnen, und auch alles, was fermentiert ist wie zum Beispiel Joghurt. Proteinreichen Essen ist meistens eine gute Zinkquelle.

Für Vegetarier und Veganer kann es schwierig sein, genügend Zink über die Nahrung aufzunehmen. Aber auch Fleischesser müssen vorsichtig sein, denn wenn in der Herstellung der Nahrung, auch im Tierfutter, zu viele Pestizide verwendet wurden, kann dies auch wichtige Nährstoffe, inklusive Zink, zerstört haben. Wenn Sie Zink als Nahrungsergänzungsmittel einnehmen, bleiben Sie bitte unbedingt bei einer Dosis von weniger als 40mg am Tag. Mehr als das, und Ihr

Körper wird Probleme bekommen, andere Mineralien wie zum Beispiel Kupfer aufzunehmen.

Magnesium

Magnesium ist aus vielerlei Gründen unendlich wichtig für den Körper. Viele biochemische Prozesse im Körper funktionieren nicht ohne Magnesium. Magnesium hält Nerven und Muskeln intakt, und sorgt somit auch für ein gesundes Herz und ein starkes Immunsystem. Nach dem Sport verhindert Magnesium, dass sich Zellen oder Gewebe entzünden und kurbelt die Testosteronausschüttung an. Magnesium reguliert den Zucker im Blut und spielt somit auch eine wichtige Rolle bei der Testosteronproduktion. Durch Nahrungsergänzungsmittel kann man bereits nach vier Wochen eine deutliche Verbesserung des Testosteronspiegels feststellen. Es gibt eine Reihe von Nahrungsmitteln, die sich als Quelle für Magnesium anbieten. Hierzu zählt zum Beispiel Blattgemüse, Nüsse und Samen, Fisch, Avocado, Vollkornprodukte und Hülsenfrüchte. Wenn Sie zusätzlich Magnesium als Nahrungsergänzungsmittel einnehmen möchten, dann ist hierfür Magnesiumcitrat, aufgrund seiner guten Bioverfügbarkeit, eine gute Quelle. Dass Sie an

Magnesiummangel leiden und mehr Magnesium zu sich nehmen sollten erkennen Sie zum Beispiel an Überreizbarkeit, Muskelermüdung, oder starker Müdigkeit. Wenn Magnesiummangel zu schlimm wird, kann er zu Halluzinationen führen.

Molkenprotein (BCAAs)

BCAA steht für Branched Chain Amino Acid. Dies sind Aminosäuren, die vor allem im Rahmen von Belastungssport zur besseren Testosteronproduktion beitragen. Man kann diese als Nahrungsergänzungsmittel in Form von Pulver oder Kapseln zu sich nehmen, allerdings kann man zum Beispiel die Aminosäure Leucin auch über Milchprodukte aufnehmen. Molkenprotein und hochwertiger Käse sind reich an dieser Substanz. Normalerweise hat Leucin nicht automatisch eine anabolische Wirkung. Dafür muss man schon größere Mengen zu sich nehmen.

Vitamine und Mineralien

Wenn dem Körper Vitamine und Mineralien fehlen, geht auch der Testosteronspiegel sofort in den Keller. Man sollte daher darauf achten, dem Körper immer alle wichtigen Nährstoffe zuzuführen. Zink haben wir schon angesprochen. Genauso Vitamin D. Achten Sie auf eine gesunde, ausgewogene Ernährung und schauen Sie, welche Nahrungsmittel die Testosteronproduktion begünstigen.

Kapitel 6.4 | Kiefernpollen: Der natürliche Testosteronbooster

Kiefernpollen enthalten männliche Hormone. Nicht eine Nachahmung oder ein Nebenprodukt, sondern tatsächliche, echte männliche Hormone. Es gibt ganz sicher nicht viele Pflanzen, auf die das zutrifft. Diese Tatsache aber macht Kiefernpollen in unserem Kontext ganz besonders wichtig. Das Hormon in Kiefernpollen ist ganz genau das gleiche Hormon, das sich auch in unserem Blutkreislauf befindet.

Wenn wir uns Kiefernpollen zunächst einmal allgemein anschauen, können wir feststellen, dass diese Pollen mehr als 100 Enzyme, mehr als 30 Mineralien, und mehr als 15 verschiedene Vitamine enthalten. Sie sind also in jeder Hinsicht ein gesundheitliches Wundermittel. Die Vitamine in den Pollen sind zum Beispiel Vitamin A, Vitamine B1, B2 und B6, Vitamin C, Vitamin D2 und D3, Vitamin E und Folsäure. Zu den Mineralien zählen Kalium, Natrium, Kalzium, Magnesium, Phosphor, Eisen, Mangan, Kupfer, Zink, Selen. Die Aminosäuren umfassen Alanin, Aminoessigsäure, Arginin, Asparaginsäure, Cystein, Glutaminsäure, Glycin, Histidin, Isoleucin, Leucin,

Lysin, Methionin, Phenylanin, Prolin, Serin, Threonin, Tryptophan, Tyrosin, und Valin. Zudem enthalten sie 22 Aminosäuren und gelten als vollständiges Protein, inklusive aller wichtigen Fettsäuren wir Omega-3, 6. und 9. Die Pollen des Pinus Sylverstis zum Beispiel enthalten 80 ng/g Testosteron. Zusätzlich haben sie auch noch 110 ng/g Epitestosteron und 590 ng/g Androstendione. In der Natur ist es die Pflanze, die am meisten pflanzliche Sterine und Brassinosteroide enthält. Kiefernpollen sollte man also nicht unterschätzen. Es lohnt sich, wenn man sich mit diesen einmal genauer beschäftigt und sich ihrer vollen Wirkung und ihrem Potenzial bewusst wird.

Die chinesische Medizin besagt, dass Kiefernpollen durch die fünf großen Meridiane aufgenommen werden: Herz, Lungen, Nieren, Milz und Leber. Es gibt Leute die behaupten, Kiefernpollen haben nicht genügend Testosteron, um einen wirklichen Unterschied im Körper zu machen. Man sollte jedoch bedenken, dass wenn ein Gramm bereits 80 Nanogramm Testosteron enthält, 100 Gramm bereits 8000 Nanogramm enthalten. Ein durchschnittlicher, gesunder Mann hat etwa 500 Nanogramm Testosteron pro Deziliter Blut. 5-20 Nanogramm davon ist nicht an Proteine gebunden, genau wie das Testosteron in den Pollen auch nicht an Proteine gebunden ist. Ein durchschnittlicher, gesunder Mann hat etwa fünf Liter Blut im Körper, dies sind also 50 Deziliter. Damit kommen wir auf eine Menge von etwa 250-1000 Nanogramm freies, ungebundenes Testosteron. Vor diesem Hintergrund kommt einem die Testosteronmenge in den Pollen plötzlich doch um einiges größer vor, und es ergibt Sinn, dass diese Menge einem hilft, den Testosteronspiegel zu erhöhen. Eine Sache sollten Sie auf jeden Fall beachten: wenn Sie diese puren Hormone als Nahrung aufnehmen, schaffen es natürlich nicht alle tatsächlich auch in den Blutkreislauf! Eine Menge Hormone werden nach der Nahrungsaufnahme im Verdauungstrakt zerstört, bevor sie jemals das Blut erreichen können.

Diese Tatsache sollte man auf jeden Fall im Hinterkopf behalten und nicht davon ausgehen, dass die aufgenommene Menge Testosteron auch die Menge ist, die sich hinterher im Körper ansammelt und den Testosteronspiegel erhöht. Es ist ein Bruchteil, den wir tatsächlich aufnehmen. Hier gibt es eine sehr interessante Theorie, die eventuell behilflich sein kann, uns Lösungen für dieses Problem finden zu lassen und den Verdauungstrakt direkt zu umgehen. Und zwar hat man in einer Studie herausgefunden, dass die Schleimhäute im Mund ganz besonders durchlässig für Hormone sind. In der Studie hat man untersucht, dass nur durch Küssen über den Speichel des Mannes Testosteron in den Mund der Frau übertragen wird. Dort wird dieses direkt über die Schleimhäute aufgenommen und erhöht ihre Bereitschaft zur Paarung. Sie können also beispielsweise das Pollenpulver nehmen und in einem Trägerstoff auflösen. Es bietet sich zum Beispiel 40%iger Wodka hierfür an. Träufeln Sie sich von dieser Mischung einfach nur ein paar Tropfen in den Mund und warten Sie ein paar Minuten. Zumindest in der Theorie werden so die Hormone direkt über den Mund aufgenommen. Sie müssen also nicht erst den Verdauungstrakt passieren, wo ein Großteil von Ihnen zerstört werde würde.

Kiefernpollen haben einige wichtige antioxidative Eigenschaften. Sie steigern zum Beispiel die SOD-Werte im Körper. SOD steht für Superoxid-Dismutase. Dies ist so ziemlich das wichtigste Antioxdant im Körper. Es verhindert die Lipidperoxidation und hilft, den Körper vor äußeren Schadstoffen zu schützen. Es reduziert zum Beispiel Lipofuscin im Körper, welches unter anderem zu Altersflecken führen kann. Kiefernpollen enthalten viele steroide Substanzen, die im Gegensatz zu künstlichen Steroiden für den Körper vollkommen sicher sind. Sie helfen beim Aufbau von Muskeln und helfen, die Haut straff und glatt zu halten, und sorgen dafür, dass Gewebe sich schnell regeneriert.

Bei Frauen hilft es, die Brüste gesund zu halten und bei Männern sorgt es für optimale Gesundheit der Prostata und der Hoden. Bei Männern hilft es auch, überschüssiges Östrogen abzustoßen und Fett zu verbrennen. Allgemein hilft es auch, eine gesunde Libido zu halten. Auch Frauen können von Kiefernpollen profitieren ohne Angst haben zu müssen, plötzlich männliche Charakteristika auszubilden. Übermäßiger Haarwuchs zum Beispiel wird von Dihydrotestosteron ausgelöst, nicht von freiem Testosteron im Körper. Hierüber muss man sich also keine Gedanken machen. In Asien zum Beispiel sind

Kiefernpollen bei Frauen sehr beliebt, da sie die Haut glatt und geschmeidig machen.

Androgene allgemein helfen, Collagen und Elastin in der Haut zu stabilisieren, wodurch ein jugendliches Aussehen erhalten bleibt indem die Haut jung und straff bleibt. Faltenbildung wird so stark verlangsamt. Natürlich kann man auch Wasser trinken und sich vitaminreich ernähren, aber Kiefernpollen haben eben noch alle anderen besprochenen Vorteile. Einige der wichtigsten Auswirkungen von Kiefernpollen beinhalten vor allen Dingen die Stabilisierung des Hormonhaushaltes und die Erhöhung des Testosteronspiegels, ohne den Körper dabei unnötigen Gefahren auszusetzen. Androgene und Östrogen werden ausbalanciert und ins natürliche Gleichgewicht gebracht, nachdem äußere Einflüsse diese oft ins Ungleichgewicht bringen. Zudem sind Kiefernpollen gut für die Konzentrationsfähigkeit und stärken das Immunsystem. Die Leber wird entgiftet und das Herzkreislaufsystem gestärkt. Es kann auch helfen, den Cholesterinspiegel zu senken und den Stoffwechsel anzuregen.

Insgesamt haben Sie mehr Energie und fühlen sich vitaler. Zudem sehen Haare und Haut besser aus. Kiefernpollen können sogar gegen einen Kater helfen, Schmerzen lindern, und auch zum Beispiel bei Arthritis helfen. Sie sind voller Antioxidantien und verbessern die allgemeine Gesundheit des Körpers. Auch DNA Mutationen werden reduziert. Kiefernpollen gelten auch als Aphrodisiakum und verbessern Ausdauer und sexuelle Performance.

Kapitel 7 | Der richtige Sport für richtig viel Testosteron

Sport ist zum Aufbau von Testosteron im Körper mindestens genauso wichtig, wie die richtige Ernährung und der Abbau von Stress. Sport und Testosteron bedingen sich zum Teil auch gegenseitig. Es gibt einige sportliche Übungen, die speziell darauf abzielen, die Testosteronwerte im Körper zu steigern. Umgekehrt gilt auch, dass Testosteron zum schnelleren Aufbau von Muskelmasse führt, was bessere sportliche Ergebnisse erzielen lässt. Gerade Gewichte heben oder ein kurzer Sprint lassen den Körper eine große Menge anabolischer Hormone auf einmal freisetzen, was diese Übungen besonders geeignet für unsere Zwecke macht. Bedenken Sie aber auf jeden Fall, dass Sie eine gewisse Ausdauer benötigen, um eine Wirkung feststellen zu können. Eine einfache Übung am Tag reicht nicht. Sie müssen Ihren Körper herausfordern und sich anstrengen, wenn es etwas bringen soll. Im Folgenden werden wir uns einige der besten Übungen, die Sie hierfür durchführen können, einmal ansehen.

Krafttraining

Wenn Sie sich zum Beispiel erfolgreiche Bodybuilder ansehen, wird Ihnen dieser Punkt sofort einleuchten. Kraftsportler empfehlen auch gezielt ein Krafttraining, um den Testosteronspiegel zu heben. Dies ist als Übung sehr effektiv und stärkt Ihren Körper durch Testosteronproduktion und den einhergehenden Aufbau von Muskelmasse. Am besten bauen Sie einige Kraftübungen in Ihr normales Sportprogramm mit ein, sodass Sie diese regelmäßig durchführen. Wenn Sie gerade mit Gewichtheben noch keine Erfahrung haben, fangen Sie nicht mit zu viel an! Sie können sich nach und nach langsam steigern und werden immer besser. Es kommt darauf an, Ihren Körper an die Grenzen zu bringen und nicht darauf, ein bestimmtes Gewicht zu heben. Sie sollen sich nicht überlasten, da dies einen negativen Effekt auf Ihren Körper hätte. Die meisten Trainer empfehlen, eher mit schweren Hanteln anzufangen, und diese weniger oft zu heben. Die Faustregel ist 5:5 – das bedeutet Sie sollen fünf Sets mit jeweils fünf Hebungen auf einmal trainieren.

Am besten trainieren Sie mit Ganzkörperübungen, wie Kniebeugen, Kreuzheben, Klimmzüge, Bankdrücken und Rudern. So können Sie sicher sein, dass Ihr Körper im Ganzen trainiert wird und Sie auch eine Wirkung merken. Nur leichte Gewichte zu heben wird Ihnen nicht weiterhelfen. Wenn Sie Krafttraining regelmäßig durchführen, so werden Sie den Verfall von Knochen und Muskelmasse aufhalten und sogar umkehren. Dieser Sport schützt vor Sarkopenie und Rückenschmerzen, er verbessert Balance und Koordination und natürlich hilft er beim Abnehmen. Nach dem Sport wird Ihr Testosteronspiegel hoch sein und der Muskelaufbau ist optimal angeregt. Krafttraining verbessert nicht nur den Testosteron-spiegel direkt nach dem Sport, sondern sorgt auch dafür, dass Sie den Rest der Zeit bessere Werte haben. Und je länger Sie diesen Sport beibehalten, desto besser werden auch Ihre Werte. All dies steigert sich mit der Zeit ganz natürlich. Sie bauen mehr Muskeln auf und werden stärker, Ihr Körper kann mehr Testosteron produzieren und dadurch können Sie noch besser trainieren. Es ist ein Kreislauf, den man erst einmal in Gang setzen muss; dann aber fügt sich alles fast von selbst und der Sport fällt einem immer leichter und macht sogar Spaß. Nach und nach finden Sie Ihre eigenen Trainingsprogramme. Zum Beispiel können Sie Ihren

Körper in drei Bereiche teilen und an drei aufeinander folgenden Tagen jeweils einen Bereich trainieren. Dann haben Sie zum Beispiel einen Tag für Brust und Trizeps, einen Tag für Rücken und Bizeps, und einen Tag für Beine und Schultern. So können Sie jede Körperpartie intensiver trainieren, als wenn Sie versuchen würden, alles in einem einzigen Tag unterzubringen. Wenn Sie kein Trainingsequipment zu Hause haben und nicht ins Fitnessstudio gehen können, dann können Sie auch einfach Kniebeugen, Liegestützen und Klimmzüge zu Hause machen. Dies funktioniert auch. Sie brauchen nicht unbedingt eine teure Ausrüstung. Fangen Sie an mit 20 Liegestützen, 10 Sekunden Pause, und das ganze dann bis zu acht mal wiederholt. Stellen Sie bitte sicher, dass sich Ihr Körper immer zwischendurch erholen kann. Wie bereits erwähnt kann zu hoher körperlicher Stress auch zu einem Abfall des Testosteronspiegels beitragen, und dass ist das Gegenteil von dem, was Sie erreichen möchten.

Sprinten

Eine Reihe von kurzen, intensiven Sprints verbessert Ihren Testosteronspiegel und auch nach dem Lauf wird dieser relativ hoch bleiben. Sie können draußen im

Freien laufen, oder auch auf dem Laufband im Fitnessstudio ein paar Sprints hinlegen, nachdem Sie mit dem Krafttraining fertig sind. Sollten Sie kein Krafttraining machen, so laufen Sie einfach ein bisschen mehr. Sie können diese Sprints auch auf dem Fahrrad durchführen. Das beste ist wenn Sie fünf bis zehn 15-Sekunden Sprints durchführen und sich danach jeweils kurz ausruhen.

HIIT

HIIT steht für High Intenstity Interval Training. Dies bietet sich vor allem in Kombination mit regulärem Krafttraining an. Diese Übungsvariante verbrennt viel Fett, stärkt das Herz, und sorgt für den Aufbau von solider, schlanker Muskelmasse ohne Muskelgewebe beim Training anzugreifen. Sie bauen hiermit Ausdauer auf und heben den Testosteronspiegel gleichzeitig. Also nur Vorteile für den Körper! Traditionell ist HIIT eine Kombination aus Laufen und Sprinten. Hierbei sprinten Sie 20 Sekunden und dann walken oder joggen Sie für 10 Sekunden. Dies wird mehrmals wiederholt. Wenn Sie gerade erst anfangen, sollten Sie 10 Sekunden sprinten und dann 50 Sekunden walken oder joggen. Sie können diese Intervalle nach und nach steigern.

Hauptsache, Sie haben erst einmal angefangen. Auch sich über einen kurzen Zeitraum intensiv anzustrengen, hat sich als sehr zuträglich für den Testosteronspiegel herausgestellt. Eine beliebte Form von HIIT ist Tabata. Dies dauert nur vier Minuten und passt immer irgendwo und irgendwie in den Tagesablauf. Es ist eine Kombination aus Sprinten und Laufen, auch wenn mehr und mehr Fitnessexperten auch Liegestützen und Kniebeugen mit einbauen.

Kardiotraining

Es verbrennt Fett und somit können anabolische Hormone im Körper besser aufgebaut werden. Ein oder zweimal die Woche jeweils 45 Minuten bringt schon unglaublich viel. Sie können laufen, schwimmen, Rad fahren, rudern, Treppen steigen und vieles mehr.

Wiederholungen

Dies bedeutet einfach, dass Sie ein Gewicht so oft heben sollten, wie Sie es schaffen. Zwingen Sie sich, noch eine Wiederholung anzuhängen, und dann noch eine. Stellen Sie sicher, dass Sie jemanden haben, der Ihnen Hilfestellung gibt und notfalls eingreift, damit Sie sich nicht verletzen. Diese extra Wiederholungen werden Ihr

Testosteron noch einmal gut in die Höhe treiben. Wenn Sie mit Hanteln arbeiten, wärmen Sie sich zum Beispiel mit leichteren Hanteln auf und hängen Sie danach noch ein Set mit einem schwereren Paar an um sich noch etwas weiter zu pushen. Frage Sie hier auch ruhig einen Trainer um Rat.

Trainieren Sie Ihre Beine

Vergessen Sie nicht, dass auch Ihre Beine trainiert werden wollen. Ihr Körper sieht sonst auch leicht falsch proportioniert aus. Am besten machen Sie ein paar Kniebeugen. Auch dies trägt dazu bei, den Testosteronspiegel zu steigern.

Kapitel 8 | Qualitativer Schlaf führt zu mehr Testosteron

Schlaf ist wichtig, damit sich der Körper regenerieren kann und optimal funktioniert. Und dieser Punkt ist nicht zu vernachlässigen. Wenn Sie nicht genügend Schlaf bekommen, kann Ihr Körper auch nicht genug Testosteron aufbauen. Die drei Dinge, die Sie unbedingt benötigen, um Ihren Testosteronspiegel gesund zu halten, sind Schlaf, gesundes Essen, und Bewegung. Schlaf ist hierbei ein mindestens genauso wichtiger Bestandteil wie die beiden anderen Punkte. Das meiste Testosteron im Körper wird beim Schlafen produziert. Wenn Sie also nicht genügend Schaf bekommen, oder keine erholsame Nachtruhe haben, dann wir auch Ihr Testosteronspiegel darunter leiden. Es kommt nicht nur darauf an, dass Sie ausreichend lange schlafen, sondern auch, dass Sie gut schlafen. Das meiste Testosteron wird während der REM-Phasen produziert. Das endokrine System beginnt zu arbeiten und das Gehirn signalisiert den Hoden, dass sie jetzt in Ruhe Testosteron herstellen können, damit für den nächsten Tag genug da ist. Wenn Sie unruhig schlafen, kann der Körper auch nicht so viel Testosteron herstellen. Nehmen Sie die empfohlenen acht Stunden pro Nacht ernst. Für Ihren gesamten Körper, vor allem aber für Ihren Hormonhaushalt, sind diese überaus wichtig.

Ihr Testosteronspiegel unterliegt auch einem 24-Stunden Rhythmus. Am Morgen sind die Werte am höchsten, zur Nacht hin fallen Sie ab. Im Schlaf werden sie dann wieder aufgebaut, sodass Sie den neuen Tag mit einem guten Hormonpegel beginnen können. Eine Studie hat untersucht, wie der Testosteronspiegel bei Männern mit unterschiedlich viel Schlaf aussah. Man hat hierfür morgens nach dem aufstehen die Werte genommen. Die Männer, die vier Stunden Schlaf hatten, wiesen Werte auf von 200-300 Nanogramm pro Deziliter. Die Männer, die acht Stunden Schlaf hatten, wiesen Werte auf von 500-700 Nanogramm pro Deziliter. Man sieht hieran gut, wie wichtig Schlaf für den Testosteronspiegel ist. In einer anderen Studie hat man 531 gesunde Männer untersucht und auch bei ihnen jeden Morgen die Testosteronwerte gemessen. Männer, die nur vier Stunden Schlaf bekamen, hatten bis zu 60% weniger Testosteron im Körper als Männer, die einen guten achtstündigen Schlaf in der Nacht hatten. Aus beiden Studien lässt sich schließen, dass wahrscheinlich bei vielen Männern zu früh eine

Hormontherapie angesetzt wird. Oft würde wahrscheinlich eine Nacht ausreichend Schlaf schon den gleichen Erfolg erzielen.

Wichtig ist aber auch, dass man die Schlafqualität verbessert. Denn ein ruhigerer Schlaf ist auch für den Körper erholsamer und erlaubt ihm, in aller Ruhe die Hormonvorräte für den nächsten Tag aufzubauen. Unterschätzen Sie nicht die negative Auswirkung von mobilen Netzwerken und W-LAN. Eine Saudi-arabische Studie hat herausgefunden, dass diese Strahlungen den Schlaf stark negativ beeinflussen. Wenn Sie diese vor dem ins Bett gehen einfach ausschalten, wird es Ihnen morgens gleich besser gehen. Verdunkeln Sie den Raum, in dem Sie schlafen. Lichtquellen stören den gesunden Schlaf. Selbst ein einziges LED-Licht im Raum kann die Zirbeldrüse daran hindern, das Schlafhormon Melatonin auszuschütten. Es ist also wichtig, in vollkommener Dunkelheit zu schlafen. Probieren Sie es einmal aus, und sicher werden Sie den Unterschied ganz schnell merken. Auch sollten Sie nicht direkt vorm ins Bett gehen auf einen elektronischen Bildschirm schauen. Das blaue Licht, das von diesem ausgeht, stört die Zirbeldrüse bei der

Melatoninproduktion. Verwenden Sie ansonsten eine Software, die Ihren Bildschirm verdunkelt und das schädliche Licht herausfiltert. Sie können auch Melatonin als Ergänzungsmittel einnehmen – dieses Schlafhormon sorgt dafür, dass der Körper sich entspannen kann. Wenn dieses wirkt, so steigt auch Ihr Testosteronspiegel.

Der Raum in dem Sie schlafen, sollte möglichst kalt sein. Wenn Ihnen das nichts ausmacht, schlafen Sie auch ruhig nackt. Ein kalter Raum kommt dem natürlichen Schlafraum eines Menschen am nächsten, da wir ja traditionell draußen geschlafen haben. Zum anderen ist es so, dass die Hoden immer ein wenig kälter sein sollen, als der Rest des Körpers, damit Sie genügend Testosteron produzieren können und optimal funktionieren. Deshalb hängen Sie auch in Hautsäcken außerhalb des Körpers und sind nicht innen liegend. Das ist auch der Grund, warum eine kalte Dusche oder weite Boxershorts zu mehr Testosteron im Körper führen. Treiben Sie tagsüber Sport. Wenn Sie Ihren Körper tagsüber auf gesunde Art und Weise ermüden, so wird er nachts auch besser schlafen.

Ein oder zwei Stunden bevor Sie ins Bett gehen, sollten Sie noch einmal Kohlenhydrate zu sich nehmen. Dies wird die Insulinproduktion im Körper ankurbeln. Dadurch kriegen Sie einen kurzen Energieschub, werden dann aber auch schnell müde und schläfrig. Bevor Sie dann ins Bett gehen, nehmen Sie ein wenig hochwertiges Protein zu sich. Dies enthält Aminosäuren wie L-Tryptophan, welches ein Vorläufer von Melatonin ist. Sie können auch Ashwagandha nehmen. Dies ist ein Mittel, welches das Stresshormon Cortisol im Körper reduziert und somit zu einem besseren Schlaf führt. Außerdem regt es die Testosteronproduktion an. Schlaf ist die einfachste und wahrscheinlich angenehmste und am meisten entspannende Art, den Testosteronspiegel hoch zu halten. Achten Sie darauf, dass Sie gut und ausreichend schlafen, und Ihrem Körper wird es besser gehen.

Kapitel 9 | Mehr Entspannung für mehr Testosteron

Je mehr Stress Sie von Ihrem Körper nehmen, desto besser kann er sich regenerieren und auch den Testosteronspiegel intakt halten. Wenn Ihr Körper unter Stress steht, produziert er Cortisol, und dieses Stresshormon verhindert einen ausgeglichenen Hormonspiegel. Sie sollten daher jederzeit für genug Entspannung, auch im Alltag, sorgen. Ihre Libido wird es Ihnen danken, aber auch Ihr Immunsystem und Ihre allgemeine Stimmung.

Hier sind einige Dinge, die Sie ausprobieren können: Achten Sie darauf, Ihren Terminkalender nicht zu überfüllen. Wir alle neigen dazu, uns zu viele Aktivitäten zuzumuten und zu viele Aufgaben und Projekte zu übernehmen, weil wir denken, wir schaffen das alles. Natürlich möchte man zuverlässig und verantwortungsvoll erscheinen. Für die eigene Gesundheit ist es jedoch wichtig, auch einmal Nein zu sagen. Das muss man sicher erst lernen, aber mit der Zeit wird man sich besser fühlen und die verbleibenden Aufgaben mit mehr Elan und Energie angehen.

Treiben Sie Sport. Zunächst mag dies anstrengend erscheinen – und natürlich ist es auch Sinn der Sache, sich anzustrengen, damit der Sport etwas bringt. Jedoch stärken Sie auf lange Sicht Ihren Körper und sorgen dafür, dass Sie dauerhaft mehr Energie und mehr Schwung haben. Die Anstrengung macht Ihr restliches Leben weniger anstrengend.

Vermeiden Sie stressige Situationen wo es geht. Wenn es nicht sein muss, denken Sie ruhig einmal darüber nach, es einfach sein zu lassen. Verbringen Sie weniger Zeit mit Menschen, die Ihnen den letzten Nerv rauben. Auch Situationen wie zum Beispiel mit dem Auto im Stau stehen, sich mit ärgerlichen Kunden herumschlagen, oder auch private Probleme können das Stresslevel mehr als verdoppeln. Versuchen Sie also, solche Situationen nach Möglichkeit zu vermeiden indem Sie Absprachen treffen oder nicht im Berufsverkehr Auto fahren.

Versuchen Sie, weniger zu arbeiten. Natürlich kann man sich das nicht immer aussuchen – wenn die Arbeit anfällt, muss sie gemacht werden, und Arbeitszeiten legt man auch meist nicht selber fest. Aber wenn

Überstunden nicht nötig sind, machen Sie auch keine. Versuchen Sie Strategien zu finden, Ihre Arbeit effizienter zu gestalten, sodass Sie in der festgesetzten Zeit fertig werden. Mehr als neun Stunden am Tag ist zu viel. Auch wenn Sie nur am Schreibtisch sitzen, steht Ihr Körper unter Stress. Auch Papierkram ist anstrengend. Und wenn Sie während der Arbeitszeit auf Facebook und Twitter verzichten und mit den Kollegen während der Mittagspause und nicht während der regulären Bürozeit privat reden, so brauchen Sie auch abends keine Zeit anzuhängen.

Nehmen Sie sich Zeit für Hobbies. Wenn Sie das Büro verlassen, denken Sie auch nicht mehr an Ihre Arbeit. Sie sollten sich bewusst Zeit nehmen, etwas zu tun, das Ihnen Freude macht. Ob dies nun Sport ist oder Ausflüge oder auch Filme schauen. Sie arbeiten um zu leben, und nicht umgekehrt.

Wenn Sie Erfolge verbuchen können, nehmen Sie sich die Zeit, diese zu genießen. Egal ob es ein großes berufliches Projekt oder ein persönlicher Erfolg ist; gönnen Sie sich eine Belohnung. Ein schönes Essen, ein Ausflug, oder sogar eine extra Stunde Schlaf am

Wochenende. Unternehmen Sie etwas, das Sie glücklich macht. Ihr Körper braucht es, sich ab und zu wohl zu fühlen.

Suchen Sie Gesellschaft und lassen Sie sich helfen. Hierzu sind Freunde und Familie da. Wenn Sie sich gestresst fühlen oder mit etwas nicht klar kommen, erzählen Sie es jemandem. Gehen Sie mit einem Freund essen oder ein Bier trinken und sprechen Sie sich aus. Es muss ja kein langes oder tiefgehendes Gespräch sein, manchmal hilft es einfach, sich den Stress von der Seele zu reden.

Ab und zu kann es gut tun, sich für eine Viertelstunde eine Wärmekompresse auf den Nacken zu legen, um die Muskeln im Körper zu lösen und zu entspannen. Wenn Sie eine Pilatesrolle besitzen, können Sie danach mit dieser die restlichen Spannungen aus Ihrem Körper rollen.

Meditation ist ebenfalls eine wunderbare Art der Entspannung. Zehn bis zwanzig Minuten reichen schon. Natürlich können Sie diese Zeit auch für Yoga oder Tai Chi benutzen, solange Sie sich einfach die Zeit gönnen,

Ihren Geist zu entspannen und sich vom Stress des Tages für eine kurze Zeit zu lösen, damit sich auch Ihr Körper entspannen kann. Wenn Sie regelmäßig meditieren, kann sich in Ihrem Körper gar nicht erst so viel Stress ansammeln. Sie werden besser schlafen, Depressionen vorbeugen, und allgemein mehr Energie haben. Ihr Testosteronspiegel ist dadurch auch ausgeglichener und Sie erholen sich nach dem Sport schneller; Ihre Muskeln regenerieren schneller und Sie sind leistungsfähiger.

Cortisol, das Stresshormon, haben wir bereits mehrfach erwähnt – Sie sollten wirklich alles tun, um dies so gering wie irgend möglich in Ihrem Körper zu halten. Meditation kann hierbei helfen. Wenn sich zu viel Cortisol ansammelt, stört dies die Produktion von Testosteron. Wir sind heute immer mehr Stress ausgesetzt, aber Cortisol kann gefährliche Langzeitwirkungen auf den Körper haben. Sie werden nervös und lustlos und sind irgendwann kaum noch wieder zu erkennen. Deshalb beugen Sie rechtzeitig vor, indem Sie auch durch Meditation für einen ausgeglichenen Testosteronspiegel sorgen. Stress sowie Gefühle der Unzulänglichkeit sorgen für einen niedrigen

Testosteronspiegel, welcher wiederum wieder diese Gefühle verstärkt. Es ist ein Teufelskreis, aus dem es sich lohnt, auszubrechen. Ansonsten kann dies schädliche Auswirkungen auf Ihre Gehirnchemie haben.

Wenn Sie regelmäßig meditieren, geht es Ihrem Körper besser und Sie haben auch einen höheren Testosteronspiegel und mehr Freude am Leben und an Ihrer wohlverdienten Freizeit.

Kapitel 10 | Was Sie noch tun können

Ein gesunder Körper ist wichtig, und dazu gehört ein gesundes Gewicht. Nicht nur sorgt dies für einen ausgeglichenen Hormonspiegel, es reduziert auch das Risiko von Herzerkrankungen, Krebs, Organversagen und Unfällen. Sie sollen Ihr Leben in vollen Zügen genießen können, aber dazu gehört, dass Ihr Körper dazu auch bestmöglich in der Lage ist.

Übergewicht führt schnell zu Gefühlen der Unzulänglichkeit und zu Unsicherheit, und dies führt schnell zu Stress, der die Testosteronproduktion senkt. Natürlich sollten Sie sich auch hier nicht unnötig unter Druck setzen. Wenn Sie 5 Kilo über Ihrem Idealgewicht liegen, ist dies noch kein Grund zur Besorgnis. Sind es eher 50 Kilo, sollten Sie aber auf jeden Fall etwas unternehmen! Es gilt hier, abzuwägen, wie ernst Ihre Lage tatsächlich ist. Achten Sie einfach darauf, dass Sie gesund sind. Wenn wir aber hier vom Abnehmen sprechen, so meinen wir das in einem Rahmen, der für Ihren Körper gesund ist. Das gefährlichste ist wahrscheinlich Bauchfett. Es kann auf die Inneren Organe drücken und diese schädigen. Fett, das sich aufgrund zu niedriger Testosteronwerte anlagert, wird zumeist in der Bauchgegend auftreten. Einen Unterschied muss man machen zwischen äußerem und innerem Fett. Fett im Körper schädigt Ihr Herz und zieht eine Reihe von Krankheiten nach sich. Es ist egal, wie viel Übergewicht Sie haben, das Fett das Ihnen schadet, ist das im Körper. Diese Unterscheidung ist auch der Grund, warum manche übergewichtigen Leute so viele gesundheitliche Probleme haben und einige andere nicht.

Wenn Sie Ihren Testosteronspiegel hoch halten, hilft Ihnen das auch dabei, dieses ungewollte Fett im Zaum zu halten. Die richtige Ernährung ist hierbei alles. Wenn Sie Ihrem Körper die wichtigsten Nähstoffe zuführen und dafür sorgen, dass er hat was er braucht und schädliche Substanzen vermeiden, sind Sie gesund und Ihr Testosteronspiegel ist so optimal, wie er sein kann. Eine Studie an Ratten hat gezeigt, dass wenn man Ihnen das Enzym Glucokinase zuführt, sie hungriger auf zuckerhaltige Nahrungsmittel werden. Die Studie hat aufgezeigt, dass die richtige Ernährung nicht nur dafür sorgt, dass Sie größere Portionen essen können, da man von Gemüse und Rohkost schon sehr viel essen muss, damit man zu viele Kalorien aufnimmt. Sie zeigt auch, dass die richtige Ernährung Sie automatisch mit allen wichtigen Nährstoffen versorgt und Ihr Körper alles hat, was er braucht, ohne durch die Nahrung irgendwelcher Gefahren ausgesetzt zu werden. Was Sie unbedingt vermeiden sollten, sind die sogenannten Jojo-Diäten. Diese setzen den Körper nur unnötiger Belastung aus. Es bringt nichts, die Aufnahme von Kalorien drastisch zu reduzieren. Auch auf ganze Lebensmittelgruppen wie Kohlenhydrate zu verzichten, wird Sie keinesfalls gesünder machen. Alle Makronährstoffen haben ihren Platz und ihre Daseinsberechtigung. Fangen Sie langsam an, auch wenn Ihnen das zuerst ineffektiv erscheint. Auf lange Sicht ist es das einzige, was Erfolg bringt. Wenn Sie Ihrem Körper zu viel zumuten und ihn extremen Situationen aussetzen, wird die Testosteronproduktion nur verlangsamt und der Testosteronspiegel sinkt. Am besten ist, einen Lebensstil zu finden, der ausgewogen ist. Gesunde Ernährung, Sport, und ausreichend Schlaf. Auf diese Weise bleibt Ihr Testosteronspiegel optimal.

Es gibt bereits Ernährungspläne, die speziell für Männer mit zu wenig Testosteron entwickelt wurden. Das Journal of Medicinal Food zum Beispiel empfiehlt,

Nahrungsmittel mit vielen sekundären Pflanzenstoffen zu sich zu nehmen. Diese Stoffe, die man zum Beispiel in Kreuzblütengewächsen, roten Trauben, Pilzen, Samen, Vollkorn und Tee findet, senken den Östrogenspiegel. Was sehr gut funktioniert, ist die 80/20 Regel. Dies bedeutet, dass Sie 80% der Zeit gesunde Nahrungsmittel zu sich nehmen, und 20% müssen Sie darauf nicht achten. Dies lässt sich gut umsetzen, da man sich nicht alles verwehren muss und auch einmal ein Bier oder ein Stück Torte essen darf. Grundsätzlich ist eine Änderung der Essgewohnheiten, die sich auch über lange Zeit beibehalten lässt, immer die beste Variante.

Eine andere Sache, die Sie versuchen können, ist kalt zu duschen. Und zwar richtig kalt, nicht nur lauwarm. Das ist ungemütlich, aber es funktioniert. Zum einen trainiert es Durchhaltevermögen und Disziplin, zum anderen regt es die Spermienproduktion an und hebt den Testosteronspiegel. Auch fördert es die Durchblutung und Ihr gesamter Körper wird besser mit Sauerstoff versorgt. Außer der positiven Auswirkung auf das Testosteron hat eine kalte Dusche noch mehr gesundheitliche Vorteile, die alle auch zu einem ausgeglichenen Hormonspiegel beitragen. Zum einen stärkt es das Immunsystem indem es die Durchblutung fördert und den Körper mit Sauerstoff versorgt. Es senkt somit auch die Gefahr für Herzerkrankungen. Es macht Sie auch fitter Dank der besseren Durchblutung und den höheren Sauerstoffwerten. Ihre Reaktionszeiten werden besser und Sie fühlen sich fit und voller Energie. Kaltes Wasser ist auch besser für die Haut als warmes Wasser. Warmes Wasser kann die Haut leicht austrocknen, aber kaltes Wasser strafft die Haut und glättet die Haare, sodass Sie frischer und gepflegter aussehen. Zudem regt kaltes Wasser auch den Prozess des Abnehmens an. Wenn dies für Sie wichtig ist, sollten Sie es auf jeden Fall ausprobieren. Auch nach dem Sport ist kaltes Wasser gut für die Muskeln und die Regeneration der Muskeln. Im Jahr 2009 hat man eine Studie durchgeführt, bei der man an über 360 Menschen verschiedene Reaktionen nach dem Training untersucht hat. Die Leute, die sich nach dem Training ausgeruht und hingelegt haben, haben sich dabei schlechter erholt. Die Leute, die etwa 24 Minuten in einer Wassertemperatur von 10-15 °C badeten, haben wesentlich weniger Muskelkater gehabt. Im Jahr 1994 hat eine Studie herausgefunden, dass der Harnsäurepegel im Körper steigt während oder nachdem der Körper Kälte ausgesetzt wird. Das gleiche gilt für Glutathion, welches ein wichtiges Antioxidant ist. Kälte hilft dem Körper also auch, mit Stress besser umzugehen. Man hat 10 gesunde Menschen untersucht, die regelmäßig in eiskaltem Wasser schwammen. Sie alle erwiesen sich als überaus resistent gegen Stress. Kälte verbessert auch die Stimmung und kann Depressionen vorbeugen, da permanent elektrische Impulse von den Nervenenden ans Gehirn gesendet werden.

Insgesamt gibt es also viele Möglichkeiten, Testosteron im Körper zu steigern. Die beste Möglichkeit ist, sich zu jeder Zeit gesund und fit zu halten. Und zwar geistig sowie körperlich. Wenn Sie auf sich acht geben und sich gesund ernähren, genügend schlafen und regelmäßig Sport treiben, ist dies der Grundstein für genügend Testosteron in Ihrem Körper.

Jetzt liegt es an Ihnen die Verantwortung für Ihr Leben, Ihre Gesundheit und Ihren Testosteronspiegel in die Hand zu nehmen und schrittweise das gelernte Wissen in die Tat umzusetzen. Hierbei wünsche ich Ihnen von Herzen viel Erfolg!

Ihr Maximilian Martinez

Rechtliches

Alle Angaben und Informationen in diesem Buch wurden sorgfältig ausgearbeitet. Ich bin bemüht alle Inhalte ständig auf dem aktuellen Stand zu halten. Dennoch sind Fehler und Unklarheiten nicht ausgeschlossen, weshalb ich keine Garantie für die Richtigkeit, Aktualität, Qualität und Vollständigkeit meiner Inhalte geben kann.

Impressum

Maximilian Martinez wird vertreten durch:

A. Dilger
Liboriberg 33
33098 Paderborn

ISBN-13: 978-1516963836
ISBN-10: 1516963830

20841670R00060

Printed in Poland
by Amazon Fulfillment
Poland Sp. z o.o., Wrocław